郭霭春中医经典白话解系列

难经

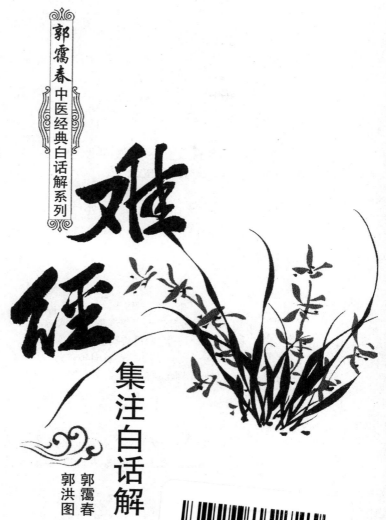

集注白话解

郭霭春
郭洪图 编著

U0334930

中国中医药出版社
·北京·

图书在版编目(CIP)数据

难经集注白话解/郭霭春,郭洪图编著.—北京:中
国中医药出版社,2012.11(2019.6重印)
(郭霭春中医经典白话解系列)
ISBN 978-7-5132-1159-8

Ⅰ.①难… Ⅱ.①郭… ②郭… Ⅲ.①《难经》—注
释②《难经》—译文 Ⅳ.①R221.9

中国版本图书馆 CIP 数据核字(2012)第 218110 号

中 国 中 医 药 出 版 社 出 版
北京市朝阳区北三环东路 28 号易亨大厦 16 层
邮政编码　100013
传真　010 64405750
廊坊市晶艺印务有限公司印刷
各地新华书店经销
*
开本 880×1230　1/32　印张 7　字数 183 千字
2012 年 11 月第 1 版　2019 年 6 月第 7 次印刷
书　号 ISBN 978-7-5132-1159-8
*
定价 25.00 元
网址 www.cptcm.com

出 版 说 明

郭霭春（1912－2001），本名郭瑞生，天津人，我国著名医史文献学家、中医学家、史学家、诗人，天津中医学院（现天津中医药大学）终身教授。

郭先生早年曾师从朴学大师章钰（式之）、史学大师卢弼（慎之），1933年毕业于天津崇化学会历史专修科，20世纪30年代开始研究中医典籍，并师从天津宝坻名医赵镕轩习岐黄之术。曾任天津市私立崇化中学校长，历任天津中医学院医学史、医古文、各家学说三教研室主任及医史文献研究室主任、医史文献情报中心主任等职。长期从事教学、临床、医史研究及文献整理工作，享受国务院政府特殊津贴。

郭先生博学多识，治儒通医，文理医理融会贯通，精通史学、国学，于目录、版本、校勘、训诂、音韵等专门之学，造诣精深，并善诗词。他深研中医基础理论，精医史、善临证，尤以文献研究和中医内科见长。郭先生治学精勤，著作颇丰，著有《黄帝内经素问校注语译》、《伤寒论校注语译》、《中国医史年表》、《中国分省医籍考》等近20部中医学专著，为中医文献整理和阐述作出了突出贡献。

这套"郭霭春中医经典白话解系列"丛书含《黄帝内经素问白话解》、《黄帝内经灵枢白话解》、《难经集注白话解》、《伤寒论校注白话解》、《金匮要略校注白话解》5种。其中，《黄帝内经素问白话解》据1992年人民卫生出版社出版的《黄帝内经素问语译》整理；《黄帝内经灵枢白话解》据1989年天津科学技术出版社出版的《黄帝内经灵枢校注语译》整理；《难经集注白话解》据1984年天津科学技术出版社出版的《八十一难经集解》整理；《伤寒论校注白话解》据1996年天津科学技术出版社出版的《伤寒论校注语译》整理；《金匮要略校注白话解》据1999年中国中医药出版社出版的《金匮要略校注语译》整理。在遵照作者原意基础上，本系列对底本存在的一些印刷错误予以了修正。

时值郭先生百年诞辰之际，出版这套"郭霭春中医经典白话解系列"丛书意义非凡。在这套丛书的整理出版过程中，得到了郭先生长子郭洪耀教授及学生王玉兴教授的大力支持，特此表示感谢。由于整理者水平有限，不足之处在所难免，恳请各位读者提出宝贵意见，以便我们今后修订提高。

整理者

2012年7月

序　例

　　《难经》一书，有的认为是秦越人所作，有的认为是六朝人的伪托，也有的认为是先秦名医所作，未必出于一人之手，可说是众说纷纭，莫衷一是了。我们认为考订古书真伪和成书年代，不能仅撷拾片语孤证，就定为如何，而应该认真地从其书内容的核心问题加以探索，似乎才能够得到比较正确的结论。《难经》一书，主要是创造性地提出"寸口者，脉之大会，手太阴之动脉"这一论点，因而创立了"独取寸口，以决五脏六腑死生吉凶"的诊法，这与《内经》的脉法是不相合的。但是，从《难经》之说一出，《素问》三部九候的诊法，就在实际中失去它的作用，而历代的脉书就都沿着寸口动脉的说法，"分寸为尺，分尺为寸"确定以寸关尺为三部，以浮中沉为九候，直到现在未改。这对于中医诊断学来说是有多么大的影响，而仍有人说"《难经》是不通之怪书"，那就未免太武断了。

　　余嘉锡说得好："《难经》、《素问》、《灵枢》同为张仲景撰《伤寒论》时所采用，其为医家古书了无疑义，不始于吕广作注，更不始见于隋《志》也。《史记·仓公传》所谓《黄帝扁鹊脉书》，疑即指《难经》言之。"

　　绅绎余说，核之《仓公传》所载的二十六个病例，其中二十个病例都是切脉诊，可见仓公诊籍就是执"独取寸口，以取五脏六腑死生吉凶之法"的具体实例。那么仓公诊籍和《难经》的特点既然如此相和，则仓公之学，就是《难经》的传人，在事实上来看，也是有可能的。根据这样的特点，初步判定《难经》的成书年代，可能在西汉以前，这样说，不会是什么支离之谈吧！

　　《难经》何以有不同的书名，在隋·杨上善《太素》注引《难经》作《八十一难》，而隋·萧吉《五行大义》、唐·李善《文选·七

1

发》注引《难经》同作《八十一问》，因此有人怀疑现存的《难经》和《八十一难》是否为相同之书呢？早在明代，陈懿德就说："始皇焚书之时，《八十一难》安知有全册乎？譬如《尚书》藏壁，尚有古今之殊。而此《难经》出于人间世者与古异矣。"其实《难经》一书二名，在其他古籍不无先例，似乎可以不论。至于它的古文今文之分，主要在于文字相传。清·孙鼎宜说："今文之注始吴吕广，古文出自王叔和。"他的说法，一向未被人们所重视，因之久已置而不论了。

值得注意的是，现存的《难经》中文字篇次，已经遭到改动了。举证说吧，如唐代杨玄操就曾改动过《难经》，他在《难经》序里说过："（《难经》）非惟文句舛错，抑亦事绪参差。"因此他就另行"条贯编次，使事例相从，凡为一十三篇，仍旧八十一首"。像杨氏这种对《难经》编注的做法，和王冰次注《素问》迁移篇次的做法是一模一样的。至于他删改了哪些文句，文献无征，那就很难举出了。由此来说，现存的《难经》已不是《难经》的原貌，但大致是不会错的。

《难经》一书，有人认为它伸演《素问》、《灵枢》的旨趣，而赞以"采摘英华，妙撮精要"的美语。从"七难"起，引"经言"者，全书凡三十五见，其中亦有称"经言"，而《素问》、《灵枢》无其义的，滑寿、姚振宗就以为今本《内经》有脱简错误，其实也未必然。因为所谓"经言"，不一定都是出自《素》、《灵》。前古医书，如《上经》、《下经》等早亡佚了。《难经》所引"经言"，安知不出自亡佚的古医经呢？如必以"经言"就是《素》、《灵》之言，试问《素问·离合真邪论》、《调经论》、《解精微论》等篇所引的"经言"又是出自哪里呢？要知道"《难经》有本之《素》、《灵》者，亦有显然与《素》、《灵》异帜者，间亦有补《素》、《灵》之未备者"。这样说，好像是比较允当的。

在《通考》卷四十二云："宋时医学方脉，以《素问》、《难经》、《脉经》为大经。"这就是说《难经》是久已被人重视了。我们现在学习它，究应钻研哪些主要内容呢？滑寿说："其间荣卫度

2

数，尺寸部位，阴阳王相，脏腑内外，脉法病能与夫经络流注，针刺俞穴，莫不该备。"以上这些，当然需要研究，但更简要的，似为"二十二难"之气血分属；"二十五难"之心主三焦，有名无形；"三十六难"、"三十九难"之左肾右命；"五十八难"之伤寒有五，"六十四难"之井荥输经合，别以阴阳五行；"七十五难"之东实西虚，泻南补北；"八十一难"之肝实肺虚。这些理论，都是《难经》所独创，而为《内经》之所未及，尤其应该先加研习的。

至若清代熊叔陵发挥越人之说，"论命门以受生授生分别左右，以经脉行度先左后右，奇经即奇邪血络，相火即心主肾间，动气即卫气，足厥阴上巅乃所交督脉，三焦乃行经化液之气"（见汪廷珍《实事求是斋遗稿·卷二〈难经辑注〉序》）。其说新异，有益启发人的思考，所惜熊书已不得见，未免令人遗憾。

古今笺释《难经》者不下数十家，若吕广、杨玄操、虞庶、丁德用之说，在王九思《集注》里可能存其梗概（其中引吕注一百六十七条、引杨注一百八十五条、引虞注二百九十一条、引丁注二百四十七条，杨玄操与杨康侯之说混，康侯仅存两条）；若周仲立、王诚叔、冯玠、袁淳甫、谢坚白、陈廷芝之说，在滑氏《本义》里，似仅录其一二；后若熊宗立、张世贤、王文洁则了无新义，莫熺、叶霖只能依附旧说，惟有徐大椿、张寿颐阐发真义，令人钦服。

在整理本编的资料中，由于东搜西采，发现明·马莳所著《难经正义》。该书向来未见于著录，可惜仅存残卷，虽然可供采拾之处不少，但不无吉光片羽之叹啊。

本编以商务印书馆据明《古今医统正脉全书》校印之《难经本义》作为底本，复据王九思《集注》旁参各书，重加校勘，以期衍、夺、论、倒，有所订正。

本编注文，分两部分，一本义，二集解。滑氏《本义》说理条达，词旨雅驯，以之为主，有益学习；清末周学海虽对《本义》有所增辑，但所增无几。为此博综采录，于《本义》之外，更立集解一目，所集各说，仅撷其精，如欲求详，请检原书吧。

本编段落，悉依《本义》原样，以便参考滑氏注文，并非有意泥旧。

经文校注，只用一个序码，先校文，后注文。

《本义》注文全录，不标序码。所标序码，专属于集解一栏。

校勘之处，引经文字句，以识异同。注文之处，直书某曰。

集解所引各注书目如下：

《难经集注》　　明　王九思　1953 年商务印书馆铅印本

《难经正义》　　明　马莳　万历年间刊本　中国科学院藏　仅存卷一至卷五

《难经直解》　　清　莫熺　莫氏锦囊十二种本

《难经经释》　　清　徐大椿　光绪十九年癸巳图书集成书局铅印徐氏八种单行本

《难经悬解》　　清　黄元御　同治十年壬申阳湖冯氏刻本

《难经解》　　清　邹汉璜　邹氏纯懿庐集刊本

《难经晰解》　　清　袁崇毅　北京图书馆藏传抄本

《难经正义》　　清　叶霖　珍本医书集成本

《难经阐注》　　清　丁锦　嘉庆五年庚申原刊本

《难经章句》　　清　孙鼎宜　民国二十二年中华书局刊本

《难经经释补证》　　清　廖平　六译馆丛书本

《难经笔记》　　清　任锡庚　故宫博物院图书馆藏朱格抄本

《难经汇注笺证》　　民国　张寿颐　1923 年兰溪中医专门学校石印本

《难经本义摭遗》　　日人　贞竹玄节　日本万治二年谷冈七左卫门刻本

《难经注疏》　　日人　名古屋玄医　日本天和四年洛下寺德田刻本

《难经或问》　　日人　古林正祯　日本正德五年皇都收肆文泉堂刻本

《卢经裒腋》　　日人　加藤宗博　日本享保六年柳枝轩刻本

《难经古义》　日人　滕万卿　日本宝历间刻本

《难经本义疏》　日人　山田业广　日本明治五年山田业广手稿

《难经疏证》　日人　丹波元胤　1957年人民卫生出版社重印本

参考之书如下：

《难经校释》　南京中医学院编　1979年人民卫生出版社铅印本

《难经白话解》　陈璧琉　1963年人民卫生出版社铅印本

霭春年逾七旬，精力已衰。本编搜集整理，多命次子洪图佐以竟事。由于我们水平所限，疏误难免，敬请高明指正。

郭霭春

1983年12月

目　　录

从一难至二十二难论经脉

一难[1]曰：十二经皆有动脉[2]，独取寸口[3]，以决五脏六腑死生吉凶之法[4]，何谓也？

【本义】

十二经，谓手足三阴三阳，合为十二经也。手经则太阴肺，阳明大肠，少阴心，太阳小肠，厥阴心包，少阳三焦也；足经则太阴脾，阳明胃，少阴肾，太阳膀胱，厥阴肝，少阳胆也。皆有动脉者，如手太阴脉动中府、云门、天府、侠白，手阳明脉动合谷、阳溪，手少阴脉动极泉，手太阳脉动天窗，手厥阴脉动劳宫，手少阳脉动禾窌，足太阴脉动箕门、冲门，足阳明脉动冲阳、大迎、人迎、气冲，足少阴脉动太溪、阴谷，足太阳脉动委中，足厥阴脉动太冲、五里、阴廉，足少阳脉动下关、听会之类也。谓之经者，从荣卫之流行，经常不息者而言。谓之脉者，以血气之分，袅行体者而言也。故经者、径也，脉者、陌也。越人之意，盖谓凡此十二经，经皆有动脉，如上文所云者，今置不取，乃独取寸口，以决脏腑死生吉凶，何耶？

【集解】

〔1〕一难　**廖平**曰："难与问同，故此书初名《八十一问》。"

〔2〕十二经皆有动脉　**杨玄操**曰："凡人两手足，各有三阴脉，三阳脉，合十二经脉。凡脉皆双行，故有六阴六阳也。"**虞庶**曰："脉会大渊，大渊在两手掌后鱼际间，乃手太阴脉之动也。太阴主气，是知十二经脉会于大渊，故圣人准此脉要会之所，于人两手掌后鱼际间，分别三部，名寸、尺、关。于三部中诊其动脉，乃知人五脏虚实冷热之证。谓一经之中，有一表一里，来者为阳，去者为阴。两手合六部，六部合之为十二经，其理明矣。察阳者，知病之所在，察阴者，知死生之期，故曰十二经皆有动

脉也。"**丹波元胤**曰："经者，取经纬之义，言脉之正行者；故其旁流者，谓之络。络，犹纬也。"

〔3〕独取寸口　独作"专"解，古文独、专互文。**滕乃卿**曰："肺朝百脉，脉会大渊，则全为胃气之先容，此所以不取他脉，而独取寸口，明诊脉之要，专在此耳。"**古林正祯**曰："一难之寸口，不偏阳，不偏阴，即候人身中和元气之处，而未初分于尺寸阴阳，故此言寸口者，统于寸尺之通名，经所谓气口、脉口者是也。"

〔4〕以决五脏六腑死生吉凶之法　《千金》卷二十八《平脉大法》"决"作"诀"。《脉经》卷一第四"之法"作"之候者"。**按**：《史记·孔子世家》索隐："诀，别也。"引申有分析之意。"诀"与"决"同。**马莳**曰："法，诊法也。十二经中，固各有动脉。惟人之寸口为诸脉之所始所终，诚脉之大会也。盖人之脏腑气血筋脉骨髓皆有所会，名曰八会。而脉之大会，在于太渊，乃手太阴之脉，于斯而动焉，则诊之也宜矣。"

然[1]：**寸口者，脉之大会**[2]，**手太阴之脉动也**[3]。
【本义】
　　此一篇之大指，下文乃详言之。寸口，谓气口也，居手太阴鱼际，却行一寸之分。气口之下曰关、曰尺云者，皆手太阴所历之处，而手太阴又为百脉流注，朝会之始也。《五脏别论》：帝曰：气口何以独为五脏主？岐伯曰：胃者，水谷之海，六腑之大源也。五味入口，藏于胃以养五脏气，而变见于气口也。《灵枢》第一篇云：脉会太渊。《玉版论》云：行奇恒之法，自太阴始。《注》谓：先以气口太阴之脉，定四时之正气，然后度量奇恒之气也。《经脉别论》云：肺朝百脉。又云：气口成寸，以决死生。合数论而观之，信知寸口，当手太阴之部，而为脉之大会明矣，此越人立问之意，所以独取夫寸口，而后世宗之，为不易之法，著之篇首，乃开卷第一义也，学者详之。

【集解】

〔1〕然　"然"有"答"义。《广雅·释诂一》："然，詟也。"《说文·言部》："詟，以言对也。"

〔2〕脉之大会　《难经本义疏》引**名古屋氏**曰："脉会大渊。谓之大者，以十二经及奇经络孙支别之百脉，咸至于此也。"

〔3〕手太阴之脉动也　**按：**"脉动"二字误倒。应据《脉经》、《千金》、《类说》卷三十七乙正，与上文"皆有动脉"相合。**吕广**曰："太阴者，肺之脉也。肺为诸脏上盖，主通阴阳，故十二经皆会手太阴寸口。所以决吉凶者，十二经有病，皆见寸口，知其何经之动，浮沉滑涩，春秋逆顺，知其死生也。"**张寿颐**曰："心脏发血，本与肺脏互相贯通，大小循环，周流不息，固是心肺二脏特殊之关系，而后《经脉别论》肺朝百脉一说，乃得实在证据，此手太阴之脉动，所以为脉之大会，非其它诸动脉之可以同类而观者已。"

人一呼，脉行三寸，一吸脉行三寸[1]，呼吸定息[2]，脉行六寸[3]。人一日一夜，凡一万三千五百息，脉行五十度[4]，周于身。漏水下百刻[5]，荣卫行阳二十五度，行阴亦二十五度[6]，为一周也。故五十度复会于手太阴[7]。寸口者[8]，五脏六腑之所终始[9]，故法取于寸口也[10]。

【本义】

承上文言。人，谓平人，不病而息数匀者也。呼者，气之出，阳也。吸者，气之入，阴也。《内经·平人气象论》云："人一呼脉再动，一吸脉再动，呼吸定息，脉五动，闰以大息，命日平人。"故平人一呼脉行三寸，一吸脉行三寸，呼吸定息，脉行六寸。以呼吸之数言之，一日一夜凡一万三千五百息。以脉行之数言之，则五十度周于身，而荣卫之行于阳者二十五度，行于阴者亦二十五度，出入阴阳，参交互注，无少间断。五十度毕，适当漏下百刻，为一晬时，又明日之平旦矣。乃复会于手太阴，此寸口所以为五脏六腑之所终始，而法有取于是焉。盖以荣卫始于中焦，注手太阴、阳明，阳明注足阳明、太阴，太阴注手少阴、太阳，太阳注足太阳、少阴，少阴注手心主、少阳，少阳注足少阳、厥阴，计呼吸二百七十息，脉行一十六丈二尺。漏下二刻，为一周身，于是复还注手太阴。积而盈之，人一呼一吸为一息，每刻一百三十五息，每时八刻，计一千八十息，十二时九十六刻，计一万二千九百六十息，刻之余分，得五百四十息，合一万三千五百息也。一息脉行六寸，每二刻，二百七十息。脉行一十六丈二尺，每时八刻，脉行六十四丈八尺，荣卫四周于身。十二时，计九十六刻，脉行七百七十七丈六尺，为四十八周身，刻之余分，行二周身，得三十二丈四尺，总之为五十度周身，脉得八百一十丈也。此呼吸之息，脉行之数，周身之度，合昼夜百刻之详也。行阳行阴，谓行昼行夜也。

【集解】

〔1〕人一呼脉行三寸，一吸脉行三寸　《灵枢·五十营篇》作"人一呼脉再动，气行三寸，一吸脉亦再动，气行三寸"。《甲乙》卷一第九"脉"作"气"。

〔2〕呼吸定息　袁崇毅曰："人之一呼一吸之后，必略止息，所以医书有呼吸定息之谓。"

〔3〕脉行六寸　《灵枢·五十营篇》"脉"作"气"。

〔4〕五十度　按：周身十六丈二尺为一度。五十度共八百一十丈。

〔5〕漏水下百刻　《难经本义撮遗》引《事林广记》云："黄帝创漏水制器，以分昼夜。成周挈壶氏以百刻分昼夜，冬至昼漏四十刻，夜六十刻；夏至昼漏六十刻，夜四十刻，春秋二分，昼夜各五十刻。汉哀帝改为百二十刻。"

〔6〕荣卫行阳二十五度，行阴亦二十五度　《类说》作"荣卫行阴阳各二十五度"。纪天锡曰："荣者，血也，以荣于中；卫者，气也，以卫于外。脉者，领荣卫而行者也。且血者阴也，

其体濡，无脉以总之，或聚或散，乌能同灌于经；气者阳也，其体呴，无脉以理之，或暴或厥，乌能固卫于外，故脉者总之，便无大过不及。今但言荣卫，而不言脉者，谓脉总其荣卫而行，故言荣卫，而不言脉也。"**玄医**曰："按营卫行不同道，虽有昼夜内外之异，其五十度周身者不异也。而释者或以'卫'字为衍文，或谓立言之不精者，何也？因营始于手太阴，卫始于足太阳，以为会太阴寸口者，但营而卫不会，所谓始于太阳者，言阳气浮，不言卫会于太阳焉。卫，气也，阳也；荣，血也，阴也。血不能独行，气使之行，岂荣独会于寸口，卫不会者乎。盖卫气昼行阳，夜行阴。非言卫气昼在阳分，而阴分无有；夜在阴分，而阳分无有焉。昼行阳，始于太阳者，阳气昼浮表，有余于阳，不足于阴，虽行阳不行阴，阴分岂可无气耶？夜行内者，阳气沉里，有余于阴，不足于阳，虽行阴不行阳，阳分岂可无气耶？言其行阳行阴者，指卫气盛处为言，非言在彼无此也。"

〔7〕故五十度复会于手太阴　《脉经》、《千金》"五十度"下并有"而"字。

〔8〕寸口者　《脉经》、《千金》并作"太阴者，寸口也"。

〔9〕五脏六腑之所终始　《千金翼方》卷二十五第二"六腑"下有"气血"二字。

〔10〕故法取于寸口也　《脉经》"法取"作"取法"。

〚白话解〛

一问：人身的十二经都有动脉，单切寸口脉，以分析五脏六腑死生好坏的病候，这是什么意思呢？

答：寸口的部位，是十二经经脉之气的大会合处，属于手太阴肺经的动脉。正常人每一呼时，气行三寸；一吸时，气也行三寸，一呼一吸称为定息，脉气共行六寸。人在一日一夜里，一般呼吸一万三千五百息，脉气不断地循行五十周次，环绕全身。漏水下注百刻的时间，营卫在白天循行于全身二十五周次，在黑夜也循行于全身二十五周次。这一日一夜循行五十周次，称为一周。而五十周后，又会合于手太阴。手太阴，是寸口脉，它是和人体五脏六腑气血循环互相流注的，因此，分析病候的标准，就需要切按寸口。

二难曰：脉有尺寸[1]，何谓也？然：尺寸者，脉之大要会[2]也。

【本义】

尺，《说文》云，"尺，度名，十寸也。人手却十分动脉为寸口，十寸为尺，规矩事也。古者寸尺，只寻常仞诸度量，皆以人之体为法，故从尸从乙，象布指之状，彐，十分也，人手却一寸动脉，谓之寸口，从又从一。"按如《说文》所纪，尤可见人体中脉之尺寸也。尺，阴分；寸，阳分也。人之一身，经络荣卫五脏六腑，莫不由于阴阳，而或过与不及，于尺寸见焉，故为脉之大要会也。一难言：寸口为脉之大会。以肺朝百脉而言也。此言尺寸为脉之大要会，以阴阳对待而言也。大抵手太阴之脉，由中焦出行，一路直至两手大指之端，其鱼际却行一寸九分，通谓之寸口，于一寸九分之中，曰尺、曰寸，而关在其中矣。

【集解】

〔1〕尺寸　**王文洁**曰："谓之尺者，从关以下至尺泽穴得一尺，故名曰尺，是尺内阴脉所属；谓之寸者，从关以上至鱼际得一寸，故名曰寸，是寸口内阳脉所属。"

〔2〕脉之大要会　《脉经》卷一第四"要会"作"会要"。**玄医**曰："大要会者，诸阳经病，皆验于寸；诸阴经病，皆验于尺，故阴阳病脉平脉，其气来会在尺寸，其要大也。"

从关至尺[1]，是尺内，阴[2]之所治也；从关至鱼际，是寸口内[3]，阳[2]之所治也。

【本义】

关者，掌后高骨之分，寸后尺前两境之间，阴阳之界限也。从关至尺泽谓之尺，尺之内，阴所治也；从关至鱼际，是寸口，寸口之内，阳所治也。

【集解】

〔1〕从关至尺　**丹波元胤**曰："关字是分界之义，非指掌后高骨为关部之谓也。盖以自掌后横纹至尺泽，总为一尺一寸。而分其一尺中之一寸近掌者，谓之为尺，以其一寸中之九分，谓之为寸口，寸口与尺，中间相隔一分之地，谓之为关。"

〔2〕阴阳　**袁崇毅**曰："所谓阴阳者，上下也，决非经络气血脏腑。观十八难二节三部九候云云自知。"**张寿颐**曰："寸居于上，故谓之阳。尺位于下，故谓之阴。"**马莳**曰："治之为言属也。"

〔3〕是寸口内　《千金翼方》卷二十五第二无"口"字，与《难经集注》同。

故分寸为尺，分尺为寸[1]。

【本义】

寸为阳，尺为阴。阳上而阴下，寸之下尺也，尺之上寸也。关居其中，以为限也，分寸为尺，分尺为寸，此之谓软。分，犹别也。

【集解】

〔1〕故分寸为尺，为尺为寸　**徐大椿**曰："此二句释尺寸二字极明晓，言关上分去一寸，则余者为尺；关下分去一尺，则余者为寸。"**袁崇毅**曰："脉之三部，以关为界。别于寸者皆属尺，别于尺者皆属寸。"

故阴得尺内[1]**一寸，阳得寸内**[2]**九分。**

【本义】

老阴之数终于十，故阴得尺内之一寸；老阳之数极于九，故阳得寸内之九分。

【集解】

〔1〕尺内　《难经本义疏》引《辨真经释》"尺内"作"尺中"。

〔2〕寸内　**古林正祯**曰："曰尺内，曰寸内，则为一尺一寸可知。蔡西山、熊宗立、王文洁三说，得《难经》本旨，不可从《千金》一尺之说。"**张寿颐**曰："关以下至尺泽，皆谓之尺，而诊脉则止候关下一寸；关以上至鱼际，皆谓之寸，而诊脉止候关上九分，故曰'尺中一寸，寸口九分'也。"

尺寸终始[1]**一寸九分，故曰尺寸也。**

【本义】

寸为尺之始，尺者寸之终。云尺寸者，以终始对待而言。其实则寸得九分，尺得一寸，皆阴阳之盈数也。庞安常云："越人取手太阴之行度鱼际后一寸九分，以配阴阳之数。"盖谓此也。

【集解】

〔1〕终始　《广雅·释言》："终，竟也。"犹言末了。《释诂》："始，初也。"犹言开始。

〔〔白话解〕〕

二问：诊脉部位有尺和寸的名称，这是什么意思呢？

答：尺和寸的部位，是脉气会合而极其紧要的地方。从关部到尺泽，是尺部范围之内，属于阴气所主；从关部到鱼际，是寸部范围之内，属于阳气所主。所以分开关部以上的一寸，向下就是尺部；分开关部以下的一尺，向上就是寸部。阴只取尺内的一寸，阳只取寸口的九分，尺和寸的起止，共为一寸九分，因此叫做尺寸。

三难曰：脉有太过，有不及，有阴阳相乘[1]**，有覆有溢**[2]**，有关有格**[3]**，何谓也？**

【本义】

太过、不及，病脉也；关格，覆溢，死脉也。关格之说，《素问·六节脏象论》及《灵枢》第九篇、第四十九篇，皆主气口、人迎，以阳经取决于人迎，阴经取决于气口也。今越人乃以关前关后言者，以寸为阳而尺为阴也。

【集解】

〔1〕有阴阳相乘　《卢经裒腋》引通庵云："'相乘'当作'相乖'，乃孤阳独阴，上下乖离之脉，不病而死也。"**马莳**曰："阴阳者，寸部尺部也。相乘者，脉越本位，阴脉乘阳部，阳脉乘阴部也。"

〔2〕有覆有溢　《类说》引"覆"作"伏"。

〔3〕有关有格　**马莳**曰："关则有界限之意，所乘之部，不容他脉之得出也。格则有格拒之意，本脉之部，不容正脉之转入也。"

然：关之前者，阳之动也，脉当见九分而浮。过者，法曰[1]太过；减者，法曰[1]不及。

【本义】

关前为阳，寸脉所动之位。脉见九分而浮，九，阳数，寸之位浮，阳脉，是其常也。过，谓过于本位，过于常脉；及，谓不及本位，不及常脉，是皆病脉也。

【集解】

〔1〕法曰　《千金翼方》卷二十五第二"法曰"均作"谓之。"

遂上鱼为溢，为外关内格，此阴乘之脉[1]也。

【本义】

遂者，隧也，径行而直前也。谢氏谓遂者，直上直下，殊无回于之生意。有旨哉！经曰：阴气太盛，则阳气不得相营也。以阳气不得营于阴，阴遂上出而溢于鱼际之分，为外关内格也。外关内格，谓阳外闭而不下，阴从而内出以格拒之，此阴乘阳位之脉也。

【集解】

〔1〕阴乘之脉　**张寿颐**曰："阳部之脉，不止九分，而遂上鱼，则关后阴部之脉，并加之阳部矣，故曰阴乘，而谓之溢。"

关以后者[1]，阴之动也，脉当见一寸而沉。过者，法曰太过；减者，法曰不及。

【本义】

关后为阴，尺脉所动之位，脉见一寸而沉。一寸，阴数，尺之位沉，阴脉，是其常也。过，谓过于本位，过于常脉。不及，谓不及本位，不及常脉，皆病脉也。

【集解】

〔1〕关以后者　**按**："以"当作"之"。应据《脉经》改，与上"关之前者"句式一律。

遂入尺为覆，为内关外格，此阳乘之脉[1]也。

【本义】

经曰：阳气太盛，则阴气不得相营也。以阴气不得营于阳，阳遂下陷而覆于尺之分，为内关外格也。内关外格，谓阴内闭而不上，阳从而外入以格拒之，此阳乘阴位之脉也。

【集解】

〔1〕阳乘之脉　**张寿颐**曰："阴部之脉，不止一寸，而遂入尺，则关前阳部之脉，并加之于阴部矣，故曰阳乘，而谓之覆。乘者，加也，盖阴部之脉加于阳部，则阳脉独盛，而阴脉独亡；并阳部之脉加于阴部，则阴脉独盛，而阳脉已亡。是阴阳二气，偏胜已极，故为阴阳关闭，上下格拒，两不交通，必死之证。"

故曰覆溢[1]。

【本义】

覆，如物之覆，由上而倾于下也。溢，如水之溢，由内而出乎外也。

【集解】

〔1〕故曰覆溢　《千金翼方》无此四字。**虞庶**曰："阴阳不相荣，脉乃上鱼入尺，故曰覆溢。"**按**："覆"应参前作"伏"。

是其真脏之脉[1]，**人不病而死也**[2]。

【本义】

覆溢之脉，乃孤阴独阳，上下相离之诊，故曰真脏之脉，谓无胃气以和之也。凡人得此脉，虽不病犹死也。此篇言阴阳之太过不及，虽为病脉，犹未至危殆。若遂上鱼入尺，而为覆溢，则死脉也。此遂字，最为切紧，盖承上启下之要言。不然，则太过不及，阴阳相乘，关格覆溢，浑为一意，漫无轻重矣。或问此篇之阴阳相乘，与二十篇之说同异？曰：此篇乃阴阳相乘之极而为覆溢。二十篇则阴阳更相乘而伏匿也。更之一字，与此篇遂字，大有径庭。更者，更互之更。遂者，直遂之遂。而覆溢与伏匿，又不能无辨。盖覆溢为死脉，伏匿为病脉，故不可同日语也。此书首三篇，乃越人开卷第一义也。一难言寸口，统阴阳关尺而言。二难言尺寸，以阴阳始终对待而言。关亦在其中矣。三难之覆溢，以阴阳关格而言，尤见关为津要之所。合而观之，三部之义备矣。一、二难言阴阳之常，三难言阴阳之变。

【集解】

〔1〕是其真脏之脉　《千金翼方》作"是真脏之见也"。

〔2〕人不病而死也　《千金翼方》作"得此脉者，人不病自死"。

〔**白话解**〕

三问：脉象有太过，有不及，有阴阳脉象不相协调，因而有伏、有溢，有关、有格的不同，这是什么意思呢？

答：在关部前的寸部，是阳脉搏动之处，脉形应该是长九分而呈浮象，超过九分的叫做太过，不满九分的叫做不及。直向上冲达到鱼际的，叫做溢脉。这是阳气闭塞于外而阴气自奋格拒于内，为阴盛与阳不相协调的脉象。关部后的尺部，是阴脉搏动之处，脉形应该长一寸而现沉象。超过一寸的叫做太过，不满一寸的叫做不及。直向下行深入尺部的，叫做伏脉。这是阳气闭塞于内而阴气自奋于外，为阳盛与阴不相协调的脉象。以上都是真脏脉的表现，病人虽然不见明显的症状，也往往会死亡的。

四难曰：脉有阴阳[1]之法，何谓也？然：呼出心与肺，吸入肾与肝[2]，呼吸之间[3]，脾受谷味也[4]，其脉在中。

【本义】

呼出为阳，吸入为阴。心肺为阳，肾肝为阴，各以部位之高下而应之也。一呼再动，心肺主之；一吸再动，肾肝主之；呼吸定息，脉五动，闰以太息，脾之候也。故曰：呼吸之间，脾受谷味也。其脉在中，在中者，在阴阳呼吸之中。何则？以脾受谷味，灌溉诸脏，诸脏皆受气于脾土，主中宫之义也。

【集解】

〔1〕阴阳　**徐大椿**曰："阴阳，谓脉之属于阴、属于阳也。"

〔2〕呼出心与肺，吸入肾与肝　**任锡庚**曰："此节以呼吸为法，以候脉之阴阳，非脏之本体。心肺专司呼，肝肾专司吸也。以呼为阳，候心肺脏中之阳；以吸为阴，候肝肾脏中之阴。"**玄医**曰："呼出为阳，吸入为阴。心肺在膈上，为阳，主上；肾肝在膈下，为阴，主下，故曰'呼出心与肺，吸入肾与肝'。而一呼脉二至，心肺主之；一吸脉二至，肾肝主之；呼吸之际有一至，脾主之。谓之定息者，定，决也，正也。呼移吸之际，息暂静而决于呼吸之间也。而又吸移呼之际，亦有一定，犹闰月之余，故曰闰以太息。然则大约呼吸前后一息中脉当六至，故《五十营篇》曰：'呼吸六息，脉行六寸。'乃合一至一寸也。盖谓呼吸定息，脉五动者，五脏各一动，其余一动，闰余也，故谓一息五至可也，言其详，则谓一息六至亦可也。其脉在中，言呼与吸之间也。"

〔3〕呼吸之间　**按**：脾居中州，介乎阴阳上下之交，故曰呼吸之间。

〔4〕脾受谷味也　按：“味”字疑作“气”，应据吕广注改。山田业广谓徐大椿以“受谷味”三字为赘词，未必是。

浮者阳也[1]**，沉者阴也**[2]**，故曰阴阳也。**

【本义】

浮为阳，沉为阴，此承上文而起下文之义。

【集解】

〔1〕浮者阳也　玄医曰：“脉循行皮肤血脉之间，在肌肉之上，按之不足，举之有余，名曰浮，心肺阳也，其脉当浮。”

〔2〕沉者阴也　玄医曰：“脉循行筋膜骨边，在肌肉之下，按之有余，举之不足，名曰沉，肾肝阴也，其脉当沉。故阴阳脉法，宜因浮沉而别也。”

心肺俱浮，何以别之？然：浮而大散者心也，浮而短涩者肺也[1]**。肾肝俱沉，何以别之？然：牢而长者肝也，按之濡**[2]**，举指来实者肾也**[3]**。脾者中州，故其脉在中**[4]**，是阴阳之法**[5]**也。**

【本义】

心肺俱浮，而有别也。心为阳中之阳，故其脉浮而大散；肺为阳中之阴，其脉浮而短涩。肝肾俱沉，而有别也。肝为阴中之阳，其脉牢而长；肾为阴中之阴，其脉按之濡，举指来实。古益袁氏谓肾属水，脉按之濡，举指来实，外柔内刚，水之象也。脾说见前。

【集解】

〔1〕浮而大散者心也，浮而短涩者肺也　徐大椿曰：“呼出心与肺，故俱浮。心属火，故其象大散；肺属金，故其象短涩，此心肺之本脉，而浮则其所同者也。”张寿颐曰：“心肺在上，故其脉俱浮。惟心气发皇，如夏令畅茂之象，合德于火，故脉大而散，言其飞扬腾达、如火焰之飘举，非涣散不收之散脉。肺气肃降，如秋令收敛之状，合德于金，故脉短而涩，言其抑降静穆，

如金体之凝重，非涩而不流之涩脉。”

〔2〕按之濡　《脉经》卷一第九“濡”作“耎”。《太平圣惠方》卷一《辨阴阳脉法》“濡”作“沉软”。**按：**“濡”即“耎”字变体。慧琳《音义》卷三十二引《博雅》云：“耎，弱也。”“软”乃“濡”之俗字。

〔3〕举指来实者肾也　**按：**《太平圣惠方》“实”作“疾”。核之五难，作“疾”是。**徐大椿**曰：“吸入肾与肝，故俱沉。肝属木，故其象牢而长；肾属水，故其象濡而实，此肝肾之本脉，而沉则其所同者也。”**张寿颐**曰：“肝禀春升之性，合德于木，故脉坚。牢以其坚固不摇，非三部沉实之牢脉；长以状其挺秀端直，亦非上鱼入尺之长脉。肾禀冬藏之性，合德于水，故脉耎而外柔内刚。耎以言其态度之冲，非耎弱萎靡之耎脉；实以言其体质之沉著，亦非实大坚强之实脉。”

〔4〕其脉在中　**玄医**曰：“脾者中州，故其脉但和缓，在浮沉之间。”

〔5〕阴阳之法　《千金》卷二十八第二、《太平圣惠方》卷一“之法”并作“之脉”，是。

脉有一阴一阳，一阴二阳，一阴三阳；有一阳一阴，一阳二阴，一阳三阴。如此之言[1]，寸口有六脉俱动邪？然：此言者[2]，非有六脉俱动也，谓浮沉长短滑涩[3]也。浮者阳也，滑者[4]阳也，长者[4]阳也；沉者阴也，短者阴也，涩者阴也。所谓[5]一阴一阳者，谓脉来沉而滑也；一阴二阳者，谓脉来沉滑而长也；一阴三阳者，谓脉来浮滑而长，时一沉也。所谓[5]一阳一阴者，谓脉来浮而涩也[6]；一阳二阴者，谓脉来长而沉涩也；一阳三阴者，谓脉来沉涩而短，时一浮也。各以其经所在，名病逆顺也[7]。

【本义】

又设问答，以明阴阳。脉见于三部者，不单至也，惟其不单至，故有此六脉相兼而见。浮者，轻手得之；长者，通度本位；滑者，往来流利，皆阳脉也。沉者，重手得之；短者，不及本位；涩者，往来凝滞，皆阴脉也。惟其相兼，故有一阴一阳，又一阳一阴，如是之不一也。夫脉之所至，病之所在也。以脉与病及经络脏腑参之，某为宜，某为不宜，四时相应不相应，以名病之逆顺也。

【集解】

〔1〕如此之言　**按**："之言"二字误倒，应据《脉经》第一、《千金》卷第二十八乙正。

〔2〕然此言者　《千金》作"然经言如此者"。

〔3〕浮沉长短滑涩　**徐大椿**曰："浮沉长短以形言，滑涩以质言，三阴三阳互见之象，举其例而言，亦互相错综，非一定如此。但浮沉可以相兼，而滑涩长短不得并见，亦所当晓。"

〔4〕滑者　长者　**按**："滑"、"长"两字误倒，律以下文短者、涩者，则上文自当曰长者、滑者，文才相对，应据《脉经》乙正。

〔5〕所谓　《千金》"所谓"作"所以言"。下"所谓一阳一阴"句同。

〔6〕谓脉来浮而涩也　《难经章句》云：泰定本"浮"作"滑"。

〔7〕名病逆顺也　《千金》、《太平圣惠方》"名病"并作"言病之"。**徐大椿**曰："逆顺，如心脉宜浮，肾脉宜沉，则为顺；若心脉反沉，肾脉反浮则为逆，此又见脉无定体，因经而定逆顺也。"

〔**白话解**〕

四问：脉象有区别阴阳的方法，是怎么说的？

答：呼出之气，与心肺相应，吸入之气，与肝肾相应。在呼气和吸气的过程中间，脾的脉气，就涵于呼吸沉沉之中。浮脉属于阳，沉脉属于阴，所以说，脉象有阴阳的区别。

心和肺都是浮脉，那么怎样来区分呢？

答：浮脉兼有或大或散之感的，就是心脉；浮脉兼有或短或涩之感的，就是肺脉。

肝和肾都是沉脉，那么怎样来区分呢？

答：牢而脉形直长的，就是肝脉；按之沉软，举指轻按而脉来疾速有力的，就是肾脉。脾居中焦，它的脉就涵在呼吸沉浮之中。掌握这几点就可以区别脉象的阴阳。

脉象有一阴一阳，一阴二阳，一阴三阳；又有一阳一阴，一阳二阴，一阳三阴。像这样说，难道寸口有六种脉象一齐搏动吗？

答：这样说，并不是说六种脉一齐搏动，而是说脉有浮、沉、长、短、滑、涩六种脉象。浮是阳脉，滑是阳脉，长是阳脉；沉是阴脉，涩是阴脉，短是阴脉。所云一阴一阳，是说脉来沉而兼滑；一阴二阳，是说脉来沉而滑长；一阴三阳，是说脉来浮滑而长之中，有时又出现沉象。所云一阳一阴，是说脉来浮而兼涩；一阳二阴，是说脉来长而沉涩；一阳三阴，是说脉来沉涩而短之中，有时又出现浮象。这些就要分别用各经（十二经）所在部位，以说明病的逆和顺。

五难曰： 脉有轻重[1]，何谓也？然：初持脉[2]，如三菽之重[3]，与皮毛相得者，肺部[4]也。如六菽之重[3]，与血脉相得者，心部[4]也。如九菽之重[3]，与肌肉相得者，脾部[4]也。如十二菽之重[3]，与筋平者，肝部[4]也。按之至骨，举指[5]来疾者，肾部[4]也[6]，故曰轻重也。

【本义】

肺最居上，主候皮毛，故其脉如三菽之重。心在肺下，主血脉，故其脉如六菽之重。脾在心下，主肌肉，故其脉如九菽之重。肝在脾下，主筋，故其脉如十二菽之重。肾在肝下，主骨，故其脉按之至骨，举指来实，肾不言菽，以类推之，当如十五菽之重。今按此法，以轻重言之，即浮中沉之意也。然于《枢》、《素》无所见，将古脉法而有所授受邪？抑越人自得之见邪？庐陵谢氏曰：此寸关尺所主脏腑，各有分位。而一部之中，脉又自有轻重。因举陵阳虞氏说云：假令左手寸口如三菽之重得之，乃知肺气之至。如六菽之重得之，知本经之至，余以类求之。夫如是，乃知五脏之气，更相溉灌，六脉因兹亦有准绳，可以定吉凶，言疾病矣，关尺皆然，如十难中，十变脉例而消息之也。

【集解】

〔1〕脉有轻重　山田业广引《难经评林》曰："脉有轻重，诊脉下指之轻重，非言脉之轻重。"草刈三越曰："脉有轻重者，浮中沉之别候也，皮毛、血脉、肌肉、筋骨者，人身之五体也。五体者，五脏之气所主发也，故各以其主候之者也。"

〔2〕持脉　徐大椿曰："持脉，即按脉也。"

〔3〕三菽之重　六菽之重　九菽之重　十二菽之重　张寿颐曰："此言诊脉时下指轻重之分，即所以辨别五脏之气。如三菽，则最轻以察浮部之脉，此属于肺气者；稍用力加重得之，则属于心气者；又递加重以按脾气、肝气、肾气。此即承上四难'心肺俱浮，肾肝俱沉，脾脏在中'而言，于五脏高下之体合符，则脉气浮沉，自当如是。"丹波元胤曰："菽，大豆也。谓医之以指按脉，在病者肤肉上，觉得其有轻重若此也。盖三部之上，各有一菽之重，故合三部而称三菽，非一部之上若有三菽之重也。六菽之重，三部各有二菽之重；九菽之重，三部各有三菽之重；十二菽之重，三部各有四菽之上重；按之至骨，则其深至矣，更不复言轻重矣。"

〔4〕部　《伤寒论》平脉法引"部"并作"气"。

〔5〕举指　《脉经》卷一第六、《千金》卷二十八第二"指"并作"之"。

〔6〕肾部也　按：《伤寒论》平脉法成注引"肾部也"下有"各随所主之分，以候脏气"十字。似应据补。检虞庶注："夫如是乃知五脏之气，更相溉灌，六脉因兹亦有准绳，可以定吉凶，可以言疾病。"是虞注所据本亦有"各随"十字，故其注云然。

周学海曰："脉，血也；其动，气也。肾间水火，真气所蒸。按之至骨，则脉道阻。其气过于指下，微举其指，其来觉疾于前，此见肾气蒸动，勃不可遏，故曰肾部也。注家多忽过'举指'二字，遂使来疾无根，且按至骨而来转疾，此牢伏之类，岂所以定平人脉气之部分与。"

〖白话解〗

五问：诊脉时，举按有轻有重，为什么这样说呢？

答：开始诊脉，指力如三粒大豆的重量，和皮毛有相感的脉象，是肺气；如六粒大豆的重量，和血脉有相感的脉象，是心气；如九粒大豆的重量，和肌肉有相感的脉象，是脾气；如十二粒大豆的重量，和筋相平的脉象，是肝气；按之至骨，把指略微上抬，就感到脉来急速有力的，是肾气。所以说，切脉在指法上是有轻有重的。

六难曰：脉有阴盛阳虚，阳盛阴虚[1]，何谓也？然：浮之损小，沉之实大[2]，故曰阴盛阳虚；沉之损小，浮之实大，故曰阳盛阴虚。是[3]阴阳虚实之意也。

【本义】

浮沉，以下指轻重言。盛虚，以阴阳盈亏言。轻手取之而见减小，重手取之而见实大，知其为阴盛阳虚也。重手取之而见损小，轻手取之而见实大，知其为阳盛阴虚也。大抵轻手取之阳之分，重手取之阴之分。不拘何部，率以是推之。

【集解】

〔1〕阴盛阳虚，阳盛阴虚　虞庶曰："人之所禀者，阴阳也。阴阳平，权衡等，则无更虚更实之证。今言盛与虚，则为病之脉。"徐大椿曰："此与上文脉有阴阳之法不同，上文言脉之属于阴、属于阳，平脉也。此则言阴分之脉与阳分之脉，有太过、不及，病脉也。"

〔2〕浮之损小，沉之实大　袁崇毅曰："浮之实大者，气盛也；沉之实大者，血盛也。气实乃可外达，血足脉自实大，而不克响之使浮。此章是以轻重分阴阳，而阴阳又指气血而言。"

〔3〕是　《千金》卷二十八第八"是"下有"谓"字。

〖白话解〗

六问：脉象有阴盛阳虚，有阳盛阴虚，为什么这样说呢？

答：浮取它，感到脉象减弱细小，沉取它，感到脉象充实洪大，因此叫做阴盛阳虚。沉取它，感到脉象减弱细小，浮取它，感到脉象充实洪大，因此叫做阳盛阴虚。这就是所说阴阳虚实的意思。

七难曰：经言少阳之至[1]，乍[2]大乍小，乍短乍长；阳明之至[3]，浮大而短；太阳之至[4]，洪[5]大而长；太阴之至[6]，紧大而长[7]；少阴之至[8]，紧细[9]而微；厥阴之至[10]，沉短而敦[11]。此六者，是平脉邪？将病脉邪？然：皆王脉也。

【本义】

六者之王说见下文。

【集解】

〔1〕少阳之至　《素问·平人气象论》林校引《扁鹊阴阳脉法》"至"作"脉"。吕广曰："少阳王正月、二月，其气尚微少，故其脉来进退无常。"

〔2〕乍　按："乍"犹"或"，不定之意。《一切经音义》引《仓颉》："乍，两辞也。"

〔3〕阳明之至　吕广曰："阳明王三月、四月，其气始萌未盛，故其脉来浮大而短。"

〔4〕太阳之至　吕广曰："太阳王五月、六月，其气太盛，故其脉来洪大而长。"

〔5〕洪　《脉经》卷一《脉形状指下秘诀》："洪脉，极大在指下。"

〔6〕太阴之至　　吕广曰："少阴王七月、八月，乘夏余阳，阴气未盛，故其脉紧大而长。"**按**："太阴"应作"少阴"，与下误倒。《脉经》卷五引《扁鹊阴阳脉法》第二："少阴之脉，七月、八月甲子王，太阴之脉，九月、十月甲子王。"应据乙正。

〔7〕紧大而长　　《脉经》卷五"大"作"细"。

〔8〕少阴之至　　吕广曰："太阴王九月、十月，阳气衰而阴气盛，故其脉来紧细而微。"

〔9〕紧细　　《脉经》卷一："微脉，极细而软，或欲绝，若有若无。细脉，小大于微，常有，但细耳。"

〔10〕厥阴之至　　吕广曰："厥阴王十一月、十二月，阴气盛极，故言厥阴，其脉来沉短以敦。敦者，沉重。"

〔11〕沉短而敦　　**按：**《脉经》"敦"作"紧"是。厥阴为阴之尽，其脉沉短而紧，正与冬令深藏固密之义相合。

其气以何月，各王几日？然：冬至之后，得甲子少阳王。复得甲子阳明王。复得甲子太阳王。复得甲子太阴王。复得甲子少阴王。复得甲子厥阴王。王各六十日，六六三百六十日，以成一岁。此三阳三阴之王时日大要也。

【本义】

上文言三阳三阴之王脉。此言三阳三阴之王时，当其时则见其脉也。历家之说，以上古十一月甲子，合朔冬至为历元，盖取夫气朔之分齐也。然天度之运，与日月之行，迟速不一，岁各有差。越人所谓冬至之后得甲子，亦以此欤！是故气朔之不齐，节候之早晚，不能常也。故丁氏注谓：冬至之后得甲子，或在小寒之初，或在大寒之后。少阳之至始于此，余经各以次继之。纪氏亦谓：自冬至之日，一阳始生，于冬至之后得甲子，少阳脉王也。若原其本始，以十一月甲子合朔，冬至常例推之，则少阳之王，便当从此日始，至正月中，余经各以次继之。少阳之至，阳气尚微，故其脉乍大乍小，乍短乍长。阳明之至，犹有阴也，故其脉浮大而短。太阳之至，阳盛而极也，故其脉洪大而长。阳盛极则变而之阴矣，故夏至后为三阴用事之始。而太阴之至，阴气尚微，故其脉紧大而长。少阴之至，阴渐盛也，故其脉紧细而微。厥阴之至，阴盛而极也，故其脉沉短以敦。阴盛极则变而之阳，仍三阳用事之始也，此则三阳三阴之王脉，所以周六甲而循四时，率皆从微以至乎著，自惭而趋于极，各有其序也。袁氏曰：春温而夏暑，秋凉而冬寒，故人六经之脉，亦随四时阴阳消长迭运而至也。刘温舒曰：《至真要论》云：厥阴之至，其脉弦；少阴之至，其脉钩；太阴之至，其脉沉；少阳之至，大而浮；阳明之至，短而涩；太阳之至，大而长。亦随天地之气卷舒也，如春弦、夏洪、秋毛、冬石之类，则五运六气四时，亦皆应之，而见于脉尔。若《平人气象论》：太阳脉至，洪大而长；少阳脉至，乍数乍疏，乍短乍长；阳明脉至，浮大而短。《难经》引之以论三阴三阳之脉者，以阴阳始生之浅深而言之也。篇首称经言二字，考之《枢》、《素》无所见。《平人气象论》虽略有其说而不详，岂越人之时，别有所谓上古文字耶？将《内经》有之，而后世脱简耶？是不可知也。后凡言经言而无所考者，义皆仿此。

〖白话解〗

七问：医经上说：少阳时令的脉搏，是忽大忽小，忽短忽长；阳明时令的脉搏，是浮大而短；太阳时令的脉搏，是洪大而长；少阴时令的脉搏，是细而长；太阴时令的脉搏，是紧细而又不足；厥阴时令的脉搏，是沉短而紧。这六种脉，是正常脉呢？还是病脉呢？

答：这些都是符合时令季节的旺脉。

问：它和时气的相应，是在哪些月，各旺多少天呢？

答：从冬至以后，遇到第一个甲子日，是少阳当旺的时期；

再遇到第二个甲子日，是阳明当旺的时期；再遇到第三个甲子日，是太阳当旺的时期；再遇到第四个甲子日，是少阴当旺的时期；再遇到第五个甲子日，是太阴当旺的时期；再遇到第六个甲子日，是厥阴当旺的时期。每一当旺的时期，各为六十天，六六三百六十天，就成为一年。这就是三阳三阴在一年中当旺时日的大概情况。

八难曰：寸口脉平而死者，何谓也？然：诸十二经脉者，皆系于生气之原。所谓生气之原者，谓十二经之根本也[1]，谓肾间动气[2]也。此五脏六腑之本，十二经脉之根，呼吸之门[3]，三焦之原，一名守邪之神。故气者，人之根本也，根绝则茎叶枯矣[4]。寸口脉平而死者，生气独绝于内也。

【本义】

肾间动气，人所得于天以生之气也。肾为子水，位乎坎，北方卦也，乃天一之数，而火木金土之先也。所以为生气之原，诸经之根本，又为守邪之神也。原气胜则邪不能侵，原气绝则死，如木根绝而茎叶枯矣。故寸口脉平而死者，以生气独绝于内也。此篇与第一难之说，义若相悖，然各有所指也。一难以寸口决死生者，谓寸口为脉之大会，而谷气之变见也。此篇以原气言也。人之原气盛则生，原气绝则寸口脉虽平犹死也。原气，言其体，谷气，言其用也。

【集解】

〔1〕谓十二经之根本也　**孙鼎宜**曰："'谓十'八字疑衍文。《脉经》卷四第一'谓'上有'非'字，亦不可通。"

〔2〕肾间动气　**吕广**曰："气冲之脉者，起于两肾之间，主气，故言肾间动气。"**马莳**曰："按肾俞两穴，系十四椎下各开一寸五分。其命门一穴，正当十四椎下，在左右肾俞穴之中，则此命门者，后附于腰，前通于脐下一寸五分，名曰气海，所谓男子生气之海者是也，正所谓肾间动气者是也。此肾间动气者，即生

气之原，人之根本也。篇内曰生气之原、曰气、曰生气，皆肾间动气也。盖有肾间动气，则有下部尺脉，此十四难之所以重夫下部尺脉也。由此观之。则寸口与尺脉俱平者，不病之脉也，有寸口而无尺脉者，死脉也。乌可泥夫一难之以寸口为主，而遗夫尺部哉。此乃越人发为八难与十四难之意，当与一难而反观之，斯无余蕴者矣。"**丹波元胤**曰："肾间，则冲脉所出之地，外当乎关元之分，而三焦气之原也。'动气'，阳气之谓。动气者，冲脉所主之气，真元之阳，三焦气化之原，而生命系焉。"

〔3〕呼吸之门 **徐大椿**曰："吸入肾与肝，故为呼吸之门，即所谓'动气'是也。"

〔4〕根绝则茎叶枯矣 《至济总录》卷十三《劳风》引"绝"作"弱"。

〖白话解〗

八问：寸部脉正常，患者却死亡的，这怎么解释呢？

答：所有十二经脉，都连属于生气的本原。所谓生气的本原，是指两肾之间的动气。这是五脏六腑的本原，十二经脉的根源，呼吸功能的关键，三焦气化的发源地，又可称之为防御病邪侵袭的一种功能。因此说，生气是人体的根本，如果根本萎弱，那么，茎和枝叶也就都枯槁了。寸部脉正常而患者却死亡的，就是因为生气已先绝于内的缘故。

九难曰：何以别知脏腑之病耶[1]**？然：数者腑也**[2]**，迟者脏也**[3]**。数则为热，迟则为寒。诸阳为热，诸阴为寒，故以别知脏腑之病也。**

【本义】

凡人之脉，一呼一吸为一息。一息之间，脉四至，闰以太息，脉五至，命曰平人。平人者，不病之脉也。其有增减，则为病焉。故一息三至曰迟，不足之脉也。一息六至曰数，太过之脉也。脏为阴，腑为阳。脉数者属腑，为

九难

23

阳为热；脉迟者属脏，为阴为寒。不特是也，诸阳脉皆为热，诸阴脉皆为寒，脏腑之病，由是别之。

【集解】

〔1〕何以别知脏腑之病耶　《脉经》卷一第八"何以"上有"脉"字。应据补。《类说》引"别"下无"知"字。**草刈三越**曰："病字重。脏腑之别知者，四难已审之。迟数之脉，寒热之候，而阴病属脏，阳病属腑，诸病所属者脏腑，而诸邪之因者寒热也。"

〔2〕数者腑也　**玄医**曰："热病多在腑者，腑，阳也，表也。以邪论之，则邪之所在，其气必实。在腑，腑阳实，故脉实。"

〔3〕迟者脏也　**纪天锡**曰："《素问》云：'邪气甚则实，真气夺则虚。'故看脉之法，虚实各异。今九难脏腑之脉，与十难相反者，盖虚实之脉异耳。据十难所言，脉甚在脏，微者在腑。今九难言迟者在脏，数者在腑。故微甚者，五脏虚者也；迟数者，邪气实者也。数为邪实，病在腑则为热，迟为阴甚，病在脏则为寒。"**玄医**曰："脏，阴也，里也。邪在脏，脏阴实，故脉迟。若脏虚，则内气虚，亦脉迟。"**古林正祯**曰："此越人示大概模范而已。腑者，阳也，其病多属阳而为热，故以数为腑病；非惟数也，见诸阳脉者，皆为腑病也。脏者，阴也，其病多属阴而为寒，故以迟为脏病；非惟迟也，见诸阴脉者，皆为脏病也。数亦有脏病，脏亦有热病；迟亦有腑病，腑亦有寒病。临病察脉，不可执滞。"

〖白话解〗

九问：从脉象上，怎样区别和晓得脏腑的疾病呢？

答：数脉主腑病，迟脉主脏病。数脉就有热证，迟脉就有寒证。许多出现阳脉的多见热证，许多出现阴脉的多见寒证。因此可以区别脏腑的病变。

十难曰：一脉为十变[1]者，何谓也？然：五邪刚柔相逢之意也[2]。假令心脉急[3]甚者，肝邪干[4]心也；心脉微急者，胆邪干小肠也；心脉大甚者，心邪自干心也；心脉微大者，小肠邪自干小肠也。心脉缓甚者，脾邪干心也；心脉微缓者，胃邪干小肠也。心脉涩甚者，肺邪干心也；心脉微涩者，大肠邪干小肠也。心脉沉甚者，肾邪干心也；心脉微沉者，膀胱邪干小肠也。五脏各有刚柔邪，故令一脉辄变为十也。

【本义】

　　五邪者，谓五脏五腑之气，失其正而为邪者也。刚柔者，阳为刚，阴为柔也。刚柔相逢，谓脏逢脏，腑逢腑也。五脏五腑，各有五邪。以脉之来甚者属脏，微者属腑。特以心脏发其例，余可类推，故云一脉辄变为十也。

【集解】

　　〔1〕一脉为十变　**张寿颐**曰："一脉为十变，当云一脏之变为十脉，始能明了。"**贞竹玄节**曰："一部脉有五脏五腑之邪，故为一脉十变。"

　　〔2〕五邪刚柔相逢之意也　**杨玄操**曰："刚柔，阴阳也。邪者，不正之名。非自身王气，而水来干身为病者，通谓之邪也。"**张寿颐**曰："此以五脏之气，征之于脉，各有偏胜，则谓之邪，故曰五邪。而又以五腑配之，则一脏而相乘得十，故曰刚柔相逢，犹言脏腑相胜云尔。"

　　〔3〕假令心脉急　**马莳**曰："假令者，犹言假使也。止言一部以例诸部。"**山田业广**引**熊氏**曰："急，犹弦也。"

　　〔4〕干　**杨玄操**曰："干，犹乘也。"**虞庶**曰："于本位见他脉，故曰相逢干也。"

〖**白话解**〗

　　十问：一脏的脉象而变为十种脉象，这怎么解释呢？

　　答：这是五脏和五腑的病邪，相互乘袭传变的意思。例如心脉弦象明显的，是肝脏的病邪侵犯心；心脉弦象轻微的，是胆腑的病邪侵犯小肠。心脉大象明显的，是心的病邪自犯心脏；心脉大象轻微的，是小肠的病邪自犯小肠。心脉缓象明显的，是脾脏的病邪侵犯心；心脉缓象轻微的，是胃腑的病邪侵犯小肠。心脉涩象明显的，是肺脏的病邪侵犯心；心脉涩象轻微的，是大肠的病邪侵犯小肠。心脉沉象明显的，是肾脏的病邪侵犯心；心脉沉象轻微的，是膀胱的病邪侵犯小肠。五脏各有脏腑之邪相互乘袭影响，所以使一脏的脉象，往往能变为十种脉象。

十一难曰：经言脉不满五十动而一止，一脏无气者，何脏也？然：人吸者随阴入，呼者因阳出[1]。今吸不能至肾，至肝而还，故知一脏无气者，肾气先尽也。

【本义】

《灵枢》第五篇曰：人一日一夜五十营，以营五脏之精，不应数者，名曰狂生。所谓五十营者，五脏皆受气，持其脉口，数其至也。五十动不一代者，五脏皆受气。四十动一代者，一脏无气。三十动一代者，二脏无气。二十动一代者，三脏无气。十动一代者，四脏无气。不满十动一代者，五脏无气，予之短期。按五脏肾最在下，吸气最远。若五十动不满而一止者，知肾无所资，气当先尽。尽，犹衰竭也，衰竭则不能随诸脏气而上矣。

【集解】

〔1〕人吸者随阴入，呼者因阳出　按："人"字是衍文。吸呼两句误倒。如一难"呼吸定息"、四难"呼吸之门"、十四难"呼吸再至"均先呼后吸，则此之先吸后呼，显系误倒，应据《难经集注·四难》丁注所引"呼者因阳出，吸者随阴入"乙正。

〔白话解〕

十一问：医经上说：脉搏不满五十次而歇止一次，是一脏已没有生气，究竟是哪脏呢？

答：人在呼气的时候，是随心肺的阳分，向外排出；在吸气的时候，是随肝肾的阴分，向内深入。现在吸入的气，不能到达肾脏，只到肝脏就返回去了。所以知道一脏没有气的，是肾脏的生气先衰竭了。

十二难曰：经言五脏脉已绝于内[1]，用针者反实其外；五脏脉已绝于外[1]，用针者反实其内。内外之绝，何以别之？

然：五脏脉已绝于内者，肾肝气已绝于内也，而医反补其心肺；五脏脉已绝于外者，其心肺脉[2]已绝于外也，而医反补其肾肝。阳绝补阴，阴绝补阳，是谓实实虚虚[3]，损不足益有余[4]，如此死者，医杀之耳。

【本义】

《灵枢》第一篇曰：凡将用针，必先诊脉，视气之剧易，乃可以治也。又第三篇曰：所谓五脏之气已绝于内者，脉口气内绝不至，反取其外之病处，与阳经之合，又留针以致阳气，阳气至则内重竭，重竭则死矣。其死也，无气以动，故静。所谓五脏之气已绝于外者，脉口气外绝不至，反取其四末之输，又留针以致其阴气，阴气至则阳气反入，入则逆，逆则死矣。其死也，阴气有余，故躁。此《灵枢》以脉口内外言阴阳也。越人以心肺肾肝内外别阴阳，其理亦由是也。纪氏谓此篇言针法，冯氏玠谓此篇合入用针补泻之类，当在六十难之后，以例相从也。

【集解】

〔1〕五脏脉已绝于内 五脏脉已绝于外　吕广曰："心肺所以在外者，其脏在膈上，上气外为荣卫，浮行皮肤血脉之中，故言绝于外也。肾肝所以在内者，其脏在膈下，下气内养筋骨，故言绝于内也。"玄医曰："五脏脉绝于内者，脉口沉之脉不至也；五脏脉绝于外者，脉口浮之脉不至也。大抵持脉口浮之候心肺气，沉之候肾肝气。沉之脉不至，知肾肝气绝矣，然医反补心肺，则实实虚虚是矣。浮之脉不至，知心肺气绝矣，然医反补肾脏，则实实虚虚是矣。当补阳而补阴，当补阴而补阳，医杀之耳。《小针解篇》言内绝外绝者，似言脏腑，而实言阴阳内外，而不异是矣。而马氏以为越人臆说者，非。"

〔2〕心肺脉　按："脉"是误字，应作"气"。上曰"肾肝气"，此曰"心肺气"，上下相合。作"脉"者，蒙上"五脏

脉"误。

〔3〕实实虚虚　任锡庚曰："凡补泻与所见之脉不合，皆谓实实虚虚。推其原，在见脉不真，故用针始谬。所以此章但言用针，而列于论脉之次，职此故也。"

〔4〕损不足益有余　按："损不足"下脱"而"字，应据八十一难补。

〖白话解〗

十二问：医经上说：五脏的脉象，反映出内部已经虚损，而医者在针治时，反补其外部；五脏的脏象，反映出外部已经虚损，而医者在针治时，反补其内部。像这样内外虚损的情况，怎么来区别呢？

答：五脏脉已经虚损于内的，那是肝肾之气在内部已经虚损，而医者反去补其心肺。五脏脉已经虚损于外的，那是心肺之气在外部已经虚损，而医者反去补其肝肾。属阳的脏器虚损，反补实而不虚的阴脏；属阴的脏器虚损，反补实而不虚的阳脏，这就叫做补实泻虚，损耗不足而补益有余。像这样死亡的，是医生害了病人。

十三难曰：经言见其色而不得其脉，反得相胜之脉者即死，得相生之脉者，病即自已。色之与脉当参相应[1]，为之奈何？

【本义】

《灵枢》第四篇曰：见其色，知其病，命曰明；按其脉，知其病，命曰神；问其病，知其处，命曰工。色脉形肉不得相失也，色青者其脉弦，赤者其脉钩，黄者其脉代，白者其脉毛，黑者其脉石。见其色而不得其脉，谓色脉之不相得也。色脉既不相得，看得何脉，得相胜之脉即死，得相生之脉病即自已。已，愈也。参，合也。

【集解】

〔1〕色之与脉当参相应　吕广曰："色青，肝也，弦急者，肝脉，是谓相应也。"

然：五脏有五色[1]，皆见于面，亦当与寸口尺内相应[2]。假令色青，其脉当弦而急；色赤，其脉[3]浮大而散；色黄，其脉[3]中缓而大；色白，其脉[3]浮涩而短；色黑，其脉[3]沉濡而滑。此所谓五色之与脉当参相应也[4]。

【本义】

色脉当参相应，夫如是则见其色，得其脉矣。

【集解】

〔1〕五脏有五色　《史记·仓公列传》正义引"有"下无"五"字。

〔2〕亦当与寸口尺内相应　按："寸口尺内相应"，与下之"五色与脉相应"，何以相合？《灵枢·邪气脏腑病形篇》"与寸口尺内"五字，作"色脉与尺之"字样，仍欠明晰。应据《甲乙》卷四第二"尺之"下再加"皮肤"二字，则意义显然。

〔3〕其脉　马氏《难经正义》引何承云曰："'其脉'字下，俱该有一'当'字。"

〔4〕此所谓五色之与脉当参相应也　按："五"字衍。律以上文"色之与脉当参相应，为之奈何"可证。

脉数，尺之皮肤亦数[1]；脉急，尺之皮肤亦急；脉缓，尺之皮肤亦缓；脉涩，尺之皮肤亦涩，脉滑，尺之皮肤亦滑。

【本义】

《灵枢》第四篇：黄帝曰：色脉已定，别之奈何？岐伯曰：调其脉之缓急、大小、滑涩，肉之坚脆，而病变定矣。黄帝曰：调之奈何？岐伯答曰：脉急，尺之皮肤亦急；脉缓，尺之皮肤亦缓；脉小，尺之皮肤亦减而少气；脉大，尺之皮肤亦贲而起；脉滑，尺之皮肤亦滑；脉涩，尺之皮肤亦涩。凡此变者，有微有甚，故善调尺者，不待于寸，善调脉者，不待于色。能参合而行之者，可以为上工，上工十全九；行二者为中工，中工十全七；行一者为下工，下工十全六。此通上文所谓色脉形肉不相失也。

【集解】

〔1〕脉数，尺之皮肤亦数　徐大椿曰："《灵枢》谓调其脉之缓急大小滑涩。今去'大小'二字，而易以'数'字。数者，一息六七至之谓，若皮肤则如何能数，此必传写之误。"加藤宗博曰："按脉者即寸口也，尺者谓臂内也。篇内所谓寸口尺内，并非三部之尺寸，观者勿混。"

五脏各有声色臭味，当与寸口尺内相应[1]，其不应者病也[2]。假令色青，其脉浮涩而短，若大而缓为相胜；浮大而散，若小而滑为相生也。

【本义】

若之为言或也。举色青为例，以明相胜相生也。青者肝之色，浮涩而短，肺脉也，为金克木；大而缓，脾脉也，为木克土，此相胜也。浮大而散，心脉也，为木生火；小而滑，肾脉也，为水生木，此相生也。此所谓得相胜之脉即死，得相生之脉病即自已也。

【集解】

〔1〕五脏各有声色臭味，当与寸口尺内相应　虞庶曰："肝脉弦，其色青，其声呼，其臭臊，其味酸；心脉洪，其色赤，其声笑，其臭焦，其味苦；脾脉缓，其色黄，其声歌，其臭香，其味甘；肺脉涩，其色白，其声哭，其臭腥，其味辛；肾脉沉，其色黑，其声呻，其臭腐，其味咸，此谓相应也。"

〔2〕其不应者病也　《难经集注》"其不"下有"相"字。

经言知一为下工[1]，知二为中工[1]，知三为上工[1]。上工者十全九，中工者十全七，下工者十全六。此之谓也。

【本义】

说见前，三，谓色、脉、皮肤三者也。此篇问答，凡五节：第一节为问辞，第二、第三节言色脉形肉不得相失，第四节言五脏各有声色臭味，当与寸尺相应。然假令以下，但言色脉相参，不言声臭味，殆阙文软？抑色之著于外者，将切于参验软？第五节则以所知之多寡，为工之上下也。

【集解】

〔1〕下工 中工 上工　马蒔曰："言脉与五色当参相应，否则不相胜即相生矣，脉与尺之皮肤当参相应，否则不相胜即相生矣；脉与声色臭味当参相应，否则不相胜即相生矣。三者之中，有知其一而不知其二者，谓之下工；有知其二而不知其一者，谓之中工；有合三者而知之者，谓之上工，则其治病而生全之也。"

〖白话解〗

十三问：医经上说：看到病人所呈现的面色，而得不到和它相应的脉象，反而得到相克脉象的，就会死亡；得到相生脉象的，病也就会自然痊愈。面色和脉象应当参合相应，究竟如何运用于诊察呢？

答：五脏的颜色，都能显现于面部，也应当和寸口的脉象、尺肤的色泽相适应。例如病人面现青色，他的脉象就应当弦而带急；面现赤色，他的脉象就应当浮大而带散；面现黄色，他的脉象就应当中缓而带大；面现白色，他的脉象应当浮涩而带短；面现黑色，他的脉象应当沉软而带滑。这就是所说五色和脉象应当参合相应的情况。脉象数的，尺部的皮肤也显现热象；脉象急的，尺部的皮肤也显现紧急；脉象缓的，尺部的皮肤也显现弛缓；脉象涩的，尺部的皮肤也显现涩滞；脉象滑的，尺部的皮肤也显现滑利。

五脏各有其所属的音、色、气、味，还应该和寸口脉象，尺肤的色泽相适应。如果不相适应的，就是有病了。假如面部发现青色，脉象涩而短，或是大而带缓，都是相克的脉象；脉象浮大而散，或是小而带滑，都是相生的脉象。

医经上说，在察色、按脉、诊尺肤三方面，只知其一的是下工，能知其二的是中工，能知其三的是上工。上工医治十个病人中可治愈九个，中工医治十个病人中可治愈七个，下工医治十个病人中只能治愈六个。就是说的这个道理。

十四难曰：脉者损至[1]，何谓也？然：至[2]之脉，一呼再至曰平，三至曰离经，四至曰夺[3]精，五至曰死[4]，六至曰命绝[5]，此至之脉也[6]。何谓损？一呼一至曰离经，再呼一至曰夺精，三呼一至曰死[4]，四呼一至曰命绝，此[7]损之脉也。至脉从下上。损脉从上下也[8]。

【本义】

平人之脉，一呼再至，一吸再至，呼吸定息，脉四至，加之则为过，减之则不及，过与不及，所以为至为损焉。离经者，离其经常之度也。夺精，精气衰夺也。至脉从下而逆上，由肾而之肺也，损脉从上而行下，由肺而之肾。谢氏曰：平人一呼再至，脉行三寸。今一呼三至，则脉行四寸半，一息之间行九寸，二十息之间，一百八十丈，比平人行速，过六十丈，此至脉之离经也。平人一呼脉再至，行二寸。今一呼一至，只得一寸半，二十息之间，脉迟行六十丈，此损脉之离经也。若夫至脉之夺精，一呼四至，则一息之间，行一尺二寸。损脉之夺精，二呼一至，则一息之间行三寸，其病又甚矣。过此者，死而命绝也。

【集解】

〔1〕脉者损至　《难经注疏》引四明**陈氏**曰："至，进也，阳独盛而至数多也。损，减也，阴独盛而至数少也。"**滕万卿**曰："损似迟，至似数。至者进，损者退，所谓损至，即数迟之意也。第九难既言数迟，然彼专为分脏腑寒热言之。此谓下部阴虚，而阴中之阳升为至；上部阳虚，而阳中之阴降为损，皆自渐至极之义。"

〔2〕至 《千金翼方》卷二十五《诊杂病脉》第七"至"上有"损"字，应据补。

〔3〕夺 张寿颐曰："夺，即脱失之'脱'字。《说文》：'夺，手持隹失之也。是为训失之正字。'夺'字训失，今经传中已极鲜见，仅《孟子》'勿夺其时'，《荀子》注作'无失其时'可为一证。而《素问》中，则夺血、夺汗等，数见不鲜。《难经》此章所谓'夺精'，亦即此义，此古字古义之仅存者。"

〔4〕死 《太平圣惠方》卷一《辨损至脉法》两"死"字并作"困"，殆得之。

〔5〕六至曰命绝 《类说》"命"下有"脉"字。

〔6〕此至之脉也 《难经集注》"至"作"死"，《类说》引同。检《脉经》卷四《诊损至脉》作"至"。"至"与"损"是对文，作"死"即不合。惟"此"下似脱"言"字，应据虞注补。

〔7〕此损之脉也 《难经集注》"此"下有"谓"字，应据补。

〔8〕损脉从上下也 陈氏曰："至脉从下上，谓无阴而阳独行，至于上，则阳亦绝而死矣；损脉从上下，谓无阳而阴独行，至于下，则阴亦尽而死矣。"徐大椿曰："五脏肺居最上，肾居最下，此所谓从上下也。反此，谓至脉之病，则由肾以至肺，所谓从下上也。"

损脉之为病奈何？然：一损损于皮毛，皮聚[1]而毛落；二损损于血脉，血脉虚少，不能荣[2]于五脏六腑；三损损于肌肉，肌肉消瘦，饮食不能为肌肤[3]；四损损于筋，筋缓不能自收持[4]；五损损于骨，骨痿不能起于床。反此者，至于收病也。从上下者[5]，骨痿不能起于床者死；从下上者，皮聚而毛落者死。

【本义】

"至于收病也"，当作"至脉之病也"。"于收"二字误。肺主皮毛，心主血脉，脾主肌肉，肝主筋，肾主骨，各以所主而见其所损也。反此为至脉之病者，损脉从上下，至脉则从下上也。

【集解】

〔1〕皮聚　孙鼎宜曰："聚当作皱，声误，下同。"**丹波元胤**曰："皮聚者，皮肤皱腊失润，故毛落也。"

〔2〕荣　按："荣"有滋润之义。《素问·气交变大论》王注："荣，滋荣也。"

〔3〕饮食不能为肌肤　《圣济总录》卷八十九《虚劳羸瘦》、卷一百八十五《补益总论》引"不"下并无"能"字。

〔4〕筋缓不能自收持　《千金翼方》卷二十五《诊杂病脉》第七"收"作"扶"。

〔5〕从上下者　吕广曰："从肺损至骨，五脏俱尽，故死。肺在上也。"

治损之法[1]奈何？然：损其肺者，益其气；损其心者，调其荣卫；损其脾者，调其饮食，适其寒温[2]；损其肝者[3]，缓其中；损其肾者，益其精[4]。此治损之法也。

【本义】

肺主气，心主血脉。肾主精，各以其所损而调治之。荣卫者，血脉之所资也。脾主受谷味，故损其脾者，调其饮食，适其寒温，如春夏食凉、食冷，秋冬食温、食热，及衣服起居，各当其时是也。肝主血，血虚则中不足。一云肝主怒，怒能伤肝，故损其肝者，缓其中。经曰：肝苦急，急食甘以缓之。缓者，和也。

【集解】

〔1〕治损之法　徐大椿曰："言治损而不言治至者，盖损至之脉，虽有从上下、从下上之殊，而五者之病状则一，故言治损，而治至之法亦备矣。"丁锦曰："此但言治损，不言治至者，已无治也，所以虚劳脉数，病在不治。"

〔2〕适其寒温　丹波元胤曰："适其寒温，此衣服起居之谓，

非重言饮食之义。"

〔3〕损其肝者　**任锡庚**曰："令人多疑损其肝者，则肝气不宜有余。殊不知肝家本为多血少气之脏，损其肝，则血少而肝气拘急，气急于中，故治之者，宜缓其中。"

〔4〕益其精　《千金翼方》卷二十五"精"下有"气"字。

脉有一呼再至，一吸再至，有一呼三至，一吸三至；有一呼四至，一吸四至；有一呼五至，一吸五至；有一呼六至，一吸六至；有一呼一至，一吸一至；有再呼一至，再吸一至；有呼吸再至[1]。脉来如此，何以别知其病也。

【本义】

此再举损至之脉为问答也，盖前之损至，以五藏自病，得之于内者而言，此则以经络血气为邪所中之微甚，自外得之者而言也。其曰呼吸再至，即一呼一至，一吸一至之谓，疑衍文也。

【集解】

〔1〕有呼吸再至　丁锦《难经阐注》"呼吸再至"作"呼吸不至"。**周学海**曰："考《脉经·热病损脉篇》有'若绝不至、或久乃至'之文，且末节'上部有脉、下部无脉'正分释此句之义。作'再至'，乃传写之讹耳。"**张千里**曰："呼吸再至四字，伯仁以为与上文'再呼一至，再吸一至'重出。不知此四字，当读'再'字句，'至'字自为句。盖谓再呼再吸，脉方一至，并非重衍。"（见光绪十三年《桐乡县志》卷二十四、减寿恭《张梦庐先生别传》。）

然：脉来一呼再至，一吸再至，不大不小曰平。一呼三至，一吸三至，为适得病，前大后小[1]，即头痛、目眩；前小后大[1]，即胸满[2]、短气。一呼四至，一吸四至，病欲甚，脉洪大者，苦烦满[3]；沉细者，腹中痛[3]；滑者伤热，涩[4]者中雾露。一呼五至，一吸五至，其人当困，沉细夜加，浮大昼加[5]，不大不小[6]，虽困可治，其有大小者为难治。一呼六至，一吸六至，为死脉也，沉细夜死，浮大昼死。一呼一至，一吸一至，名曰损[7]，人虽能行，犹当着床[8]，所以然者，血气皆不足故也。再呼一至，再吸一至，呼吸再至，名曰无魂，无魂者，当死也，人虽能行，名曰行尸[9]。

【本义】

一息四至，是为平脉。一呼三至，一吸三至，是一息之间，脉六至，比之平人多二至，故曰适得病未甚也。然又以前大后小，前小后大，而言病能也。前后，非言寸尺，犹十五难"前曲后居"之"前后"，以始末言也。一呼四至，一吸四至，病欲甚矣，故脉洪大者，苦烦满，病在高也；沉细者，腹中痛，病在下也，各以其脉言之。滑为伤热者，热伤气而不伤血，血自有余，故脉滑也。涩为中雾露者，雾露之寒，伤人荣血，血受寒，故脉涩也。一呼五至，一吸五至，其人困矣。若脉更见浮大沉细，则各随昼夜而加剧，以浮大顺昼，阳也；沉细顺夜，阴也，若不见二者之脉，人虽困犹可治。小大即沉细浮大也。一呼六至，一吸六至，增之极也，故为死脉。沉细夜死，浮大昼死，阴遇阴，阳遇阳也。一呼一至，一吸一至，名曰损，以血气皆不足也。再呼一至，再吸一至，谓两息之间，脉再动，减之极也。经曰：形气有余，脉气不足者死。故曰：无魂而当死也。

【集解】

〔1〕前大后小 前小后大　徐大椿曰："前指寸，后指尺。前大后小，病气在阳，故头目眩；前小后大，病气在阴，故胸满短气。"

〔2〕胸满　《圣济总录》卷一百六十三《产后短气》"胸满"作"胸膈满胀"。

〔3〕苦烦满 腹中痛　**玄医**曰："一息八至而病欲甚，洪大者，心肺阳实，故苦烦满；沉细者，肾肝阴躁，故腹中痛。"

〔4〕涩　**丹波元胤**曰："涩，脉难流利也，何于一息八至而现之？盖此涩字，《脉经》所谓'一止复来'之义，数中有时一结也。"

〔5〕沉细夜加，浮大昼加　**玄医**曰："沉细者，阴病，故夜甚；浮大者，阳病，故昼甚。"

〔6〕不大不小　**按**：此承上言，谓沉细浮大，无乍大乍小之象，虽危困可治。

〔7〕名曰损　《难经古义》："损"作"行尸"。**滕万卿**曰："旧本'损'字疑误。"

〔8〕犹当着床　《脉经》卷四《诊损至脉》校注："'犹当'一作'独未'。"

〔9〕人虽能行，名曰行尸　**滕万卿**曰："人虽能行八字，疑是衍文。"**按**：《脉经》有此八字。然此八字，与上文不属，滕说可参。

上部有脉，下部无脉[1]，其人当吐，不吐者死。上部无脉，下部有脉，虽困无能为害[2]。所以然者，譬如人之有尺，树之有根，枝叶虽枯槁，根本将自生，脉[3]有根本，人有元气[4]，故知不死。

【本义】

譬如二字，当在"人之有尺"下。此又以脉之有无，明上下部之病也。纪氏曰：上部有脉，下部无脉，是邪实并于上，即当吐也。若无吐证，为上无邪而下气竭，故云当死。东垣李氏曰：下部无脉，此木郁也，饮食过饱，填塞于胸中太阴之分，而春阳之令不得上行故也，是为木郁。木郁则达之，谓吐之是也。谢氏曰：上部无脉，下部有脉者，阴气盛而阳气微，故虽困无能为害。上部无脉，如树枝之槁。下部有脉，如树之有根。惟其有根，可以望其生也。四明陈氏曰：至，进也，阳独盛而至数多也。损，减也，阴独盛而至数少也。至脉从下上，谓无阴而阳独行，至于上，则阳亦绝而死矣。损脉从上下，谓无阳而阴独行，至于下，则阴亦尽而死矣。一难言寸口以决脏腑死生吉凶，谓气口为五脏主也；四难言脾受谷味，其脉在中，是五脏皆以胃为主，其脉则主关上也。此难言人之有尺，譬如树之有根。脉有根本，人有元气，故知不死，则以尺为主也。此越人所以错综其义，散见诸篇，以见寸关尺各有所归重云。

【集解】

〔1〕上部有脉，下部无脉　**杨玄操**曰："上部寸口，下部尺中。"**滕万卿**曰："所谓上部有脉，下部无脉者，是主邪气，故有未必有，无未必无。盖是饮食隔塞中焦，不得磨旋，则上焦不清，下焦不通，故脉溢上而侵心肺之分，是以其人当吐。然则上部有脉，是谓有邪脉也，其无脉者，亦当一旦隔塞而不见焉。若既见吐，则上下俱通，而其无脉处，还复相见。若夫不吐，则下焦无气，而肾肝殆绝，故曰死矣。"**草刈三越**曰："上部有脉，下部无脉之一说，越人以两尺为肾候，其意大抵与八难同。"

〔2〕虽困无能为害　《脉经》卷四第一作"虽困无所苦"。

〔3〕脉　《脉经》"脉"作"木"。

〔4〕人有元气　《脉经》作"即自有气"。

〖白话解〗

十四问：脉有至脉和损脉，这怎么讲呢？

答：损脉和至脉，是这样区别的：一呼脉跳动两次的，叫做平脉；一呼脉动三次的，叫做离经；一呼脉动四次的，叫做夺精；一呼脉动五次的，叫做困；一呼脉动六次的，叫做命绝；这些就是所说至脉的现象。什么叫损脉呢？一呼脉跳动一次的，叫做离经；两呼脉动一次的，叫做夺精；三呼脉动一次的，叫做困；四呼脉动一次的，叫做命绝；这些就是所说损脉的现象。至脉致病，是从下向上传变的；损脉致病，是从上向下传变的。

损脉的病证是怎样呢？

答：一损是损害了肺所主的皮毛，表现为皮肤皱缩和毛发脱落；二损是损害了心所主的血脉，表现为血脉虚衰不足，不能营养五脏六腑；三损是损害了脾所主的肌肉，表现为肌肉消瘦，饮食的精微不能润泽肌肤；四损是损害了肝所主的筋，表现为筋弛缓，不能自动支持；五损是损害了肾所主的骨，表现为骨软无力，不能起床。和这种情况相反的，就是至脉的病证。病从上向下传变，到了骨软无力不能起床的程度就是死证；病从下向上传变，到了皮肤皱缩，毛发脱落的程度，也将成为死证。

治损的方法是怎样呢？

答：损伤了肺脏，当补益肺气；损伤了心脏，当调和营卫；损伤了脾脏，当调节饮食，适宜寒温；损伤了肝脏，当用甘药和缓其中；损伤了肾脏，当补益精气。这就是治疗虚损的方法。

脉有一呼跳动两次，一吸跳动两次；有一呼跳动三次，一吸跳动三次；有一呼跳动四次，一吸跳动四次；有一呼跳动五次，一吸跳动五次；有一呼跳动六次，一吸跳动六次；另有一呼跳动一次，一吸跳动一次的；有两呼跳动一次，两吸跳动一次的；有一呼一吸不跳动的，脉的跳动情况像这些，怎样去辨别和了解它所发生的病证呢？

答：脉搏一呼跳动两次，一吸跳动两次，搏动的力量不大不小，是正常的脉象。一呼脉跳三次，一吸脉跳三次，是刚开始得病。若寸部脉大，尺部脉小，就会发生头痛目眩；若寸部脉小，尺部脉大，就会发生胸膈满胀，呼吸短促。一呼脉跳四次，一吸脉跳四次，是病势将要加重，如脉现洪大的，会有烦躁满闷的苦楚；如脉现沉细的，会腹部疼痛；脉现滑象的，是伤于热邪，脉现涩象的，是受了雾露之邪。一呼脉跳五次，一吸脉跳五次，那是病人的病情相当严重，脉现沉细的，在夜里加重，脉现浮大的，在白天加重；如脉搏不大不小，虽然严重，还可以治疗，假使发现大小不一，那就难治了。一呼脉跳六次，一吸脉跳六次，是濒于死亡的脉象。如脉现沉细的，就会死在夜间，脉现浮大的，就会死在白天。一呼脉跳一次，一吸脉跳一次，叫做行尸，病人虽然还能行走，但仅是没有卧床不起，所以会这样，是由于气血都已不足的缘故。两呼脉跳一次，两吸脉跳一次，叫做无魂，这种无魂的病人，当走向死亡。

寸部有脉，尺部无脉，病人当呕吐，如不呕吐的，会致死亡。寸部无脉，尺部有脉，病情虽现危险，仍不致为害。所以这样，是因为病人有了尺脉，举比喻说，就像树木有根一样，树上的枝叶，虽然显出枯萎，只要根部存在，还会再生长的。木有根本，就自然还有生气，所以知道不会死的。

十五难曰：经言春脉弦，夏脉钩[1]，秋脉毛，冬脉石，是王脉[2]耶，将病脉也[3]？然：弦、钩、毛、石者，四时之脉也。春脉弦者，肝，东方木也，万物始生[4]，未有枝叶，故其脉之来[5]，濡弱而长，故曰弦。夏脉钩者，心，南方火也，万物之所茂[6]，垂枝布叶，皆下曲如钩[7]，故其脉之来疾去迟[8]，故曰钩。秋脉毛者，肺，西方金也，万物之所终[9]，草木华叶，皆秋而落，其枝独在，若毫毛也，故其脉之来，轻虚以浮，故曰毛。冬脉石者，肾，北方水也，万物之所藏也，盛冬之时[10]，水凝如石，故其脉之来，沉濡而滑，故曰石。此四时之脉也。

【本义】

此《内经》"平人气象"、"玉机真脏论"，参错其文而为篇也。春脉弦者，肝主筋，应筋之象。夏脉钩者，心主血脉，应血脉来去之象。秋脉毛者，肺主皮毛。冬脉石者，肾主骨。各应其象，兼以时物之象取义也。来疾去迟，刘立之曰：来者，自骨肉之分而出于皮肤之际，气之升而上也。去者，自皮肤之际而还于骨肉之分，气之降而下也。

【集解】

〔1〕钩　玄医曰："钩，带钩之钩，其形状，大而末细，故来疾去迟者，钩状也。"

〔2〕王脉　徐大椿曰："四时之脉，谓脉之应乎四时，即王脉也。"

〔3〕将病脉也　《太平圣惠方》卷一《诊四时脉及太过不及法》"也"作"耶"。

〔4〕万物始生　按："万物"下脱"之"字，律以下"之所盛"、"之所终"、"之所藏"可证。应据《大平圣惠方》补。

〔5〕故其脉之来　按："之"字衍，应据《素问·玉机真脏论》新校正引越人文删。下夏、秋，冬各脉同，

〔6〕万物之所茂　按：《难经集注》"茂"作"盛"是。《素问·玉机真脏论》新校正引越人文亦作"盛"。

〔7〕皆下曲如钩　《脉经》卷三《心小肠部第二》作"皆下垂如曲"。

〔8〕故其脉之来疾去迟　马氏《难经正义》引承云曰："'来疾去迟'上，当有一'来'字。"

〔9〕万物之所终　按：《国语·周语》韦注："终，成也。"又"终，犹成也。""收成"连绵字。《尔雅·释天》："秋为收成。""万物之所终"即"万物之所成"。其义与秋收无背。张寿颐以此为不可解，殆未细审。

〔10〕盛冬之时　《难经图注》"盛"作"极"。

如有变[1]奈何？

【本义】

脉逆四时之谓变。

【集解】

〔1〕变　徐大椿曰："变，谓失常也。"

然：春脉弦，反者为病。何谓反？然：其气来实强，是谓太过，病在外；气来虚微，是谓不及，病在内。气来厌厌聂聂[1]，如循榆叶[2]曰平；益实而滑，如循长竿曰病；急而劲益强，如新张弓弦曰死。春脉微弦曰平，弦多胃气少曰病，但弦无胃气曰死，春以胃气为本。

夏脉钩，反者为病。何谓反？然：其气来实强，是谓太过，病在外；气来虚微，是谓不及，病在内。其脉来累累如环[3]，如循琅玕曰平。来而益数，如鸡举足者曰病；前曲后

居，如操带钩曰死。夏脉微钩曰平，钩多胃气少曰病，但钩无胃气曰死，夏以胃气为本。

秋脉毛[4]，反者为病。何谓反？然：其气来实强，是谓太过，病在外；气来虚微，是谓不及，病在内。其脉来蔼蔼如车盖[5]，按之益大曰平；不上不下，如循鸡羽曰病；按之萧索，如风吹毛曰死。秋脉微毛曰平，毛多胃气少曰病，但毛无胃气曰死，秋以胃气为本。

冬脉石，反者为病。何谓反？然：其气来实强，是谓太过，病在外；气来虚微，是谓不及，病在内。脉来上大下兑，濡滑如雀之啄[6]曰平；啄啄[7]连属，其中微曲曰病；来如解索，去如弹石曰死。冬脉微石曰平，石多胃气少曰病，但石无胃气曰死，冬以胃气为本。

【本义】

春脉太过，则令人善忘，忽忽眩冒巅疾；不及则令人胸痛引背，下则两胁胠满。夏脉太过，则令人身热而肤痛，为浸淫；不及则令人烦心，上见欬唾，下为气泄。秋脉太过，则令人逆气而背痛，愠愠然；不及则令人喘，呼吸少气而欬，上气见血，下闻病音。冬脉太过，则令人解㑊，脊脉痛而少气，不欲言；不及则令人心悬如饥。眇中清，脊中痛，少腹满，小便变。此岐伯之言也。越人之意，盖本诸此。变脉，言气者，脉不自动，气使之然，且主胃气而言也。循，抚也、按也。春脉厌厌聂聂，如循榆叶，弦而和也；益实而滑，如循长竿，弦多也，急而劲益强，如新张弓弦，但弦也。夏脉累累如环，如循琅环，钩而和也；如鸡举足，钩多而有力也，前曲后居，谓按之坚而搏，寻之实而据，但钩也。秋脉蔼蔼如车盖，按之益大，微毛也；不上不下。如循鸡羽，毛多也；按之萧索，如风吹毛，但毛也。冬脉上大下兑，大小适均，石而和也；上下与来去同义，见前篇。啄啄连属，其中微曲，石多也；来如解索，去如弹石，但石也。

大抵四时之脉，皆以胃气为本。故有胃气则生，胃气少则病，无胃气则死。于弦钩毛石中，每有和缓之体。为胃气出。此篇与《内经》中互有异同。冯氏曰：越人欲使脉之易晓，重立其义尔。按《内经》第二卷《平人气象论》篇云：平肝脉来，软弱招招，如揭长竿末梢。平肺脉来，厌厌聂聂，如落榆荚。平肾脉来，喘喘累累如钩，按之而坚；病肾脉来，如引葛之益坚；死肾脉如发夺索，辟辟如弹石。此为异也。

【集解】

〔1〕气来厌厌聂聂　**按**："气"字，蒙上"气来"致误，当作"脉"字。

〔2〕如循榆叶　**按**：《素问·平人气象论》："平肺脉来，厌厌聂聂，如落榆荚。"此则谓为春脉。新校正谓越人说误。

〔3〕其脉来累累如环　《素问》"环"作"连珠"。

〔4〕秋脉毛　《难经集注》"秋脉"下有"微"字。

〔5〕蔼蔼如车盖　**任锡庚**曰："《诗·大雅》传：'蔼蔼，济济也。'《玉篇》：'树繁茂貌。'越人所指之车盖，今时已不得见，而以蔼蔼形容之，亦足见其轻盈繁茂之象。"

〔6〕濡滑如雀之啄　《难经集注》钱校云："原本'喙'误'啄'。《音释》云'汗秽切'。则为'喙'字明矣，今改正。"**按**：吕广曰"雀喙，谓本大末锐。"是吕注本原作"喙"。唯有疑者，雀喙，滑则可言，濡（软）却无法索解。《素问·平人气象论》作"锐坚"，似较合。但"濡滑"即据《素问》改为"锐坚"，而《素问》所言者，是死脉；而此所言者则为平脉，亦不相合，附记阙疑。

〔7〕啄啄　**丹波元胤**曰："'啄啄'，据《内经》当作'喘喘'。'喘喘'喻脉之数疾。"

胃者，水谷之海，主禀[1]，四时皆以[2]胃气为本。是谓四时之变病，死生之要会也。

【本义】

胃属土，土之数五也，万物归之，故云水谷之海。而水火金木无不待是以生，故云主禀四时。禀，供也，给也。

【集解】

〔1〕水谷之海，主禀　张寿颐曰："食入于胃，故曰水谷之海。'禀'读为仓廪之廪，犹言仓廪之盖藏以待用耳。'主禀'二字作一句读。旧注各家皆连下'四时'为句，则不成句，抑亦不可解。《素问·皮部论》'廪于肠胃。'王注：'禀，积也，聚也。'正与此胃者'主禀'同一意义。"

〔2〕皆以　《太平圣惠方》"皆以"上有"故"字。

脾者，中州也，其平和不可得见[1]，衰乃见耳。来如雀之啄，如水之下漏，是脾衰见也[2]。

【本义】

脾者中州，谓呼吸之间。脾受谷味，其脉在中也。其平和不得见，盖脾寄王于四季，不得独主于四时，四脏之脉平和，则脾脉在中矣。衰乃见者，雀啄屋漏，异乎常也。雀啄者，脉至坚锐而断续不定也。屋漏者，脉至缓散，动而复止也。

【集解】

〔1〕其平和不可得见　《太平圣惠方》"和"作"善"。吕广曰："脾寄王四季，故不言王。言平和脉不见，其衰病则见耳。"

〔2〕是脾衰见也　《太平圣惠方》"是脾"下有"之"字。

〖白话解〗

十五问：医经上说：春天的脉弦，夏天的脉钩，秋天的脉毛，冬天的脉石。这些是四季当令的旺脉呢？还是有病的脉象呢？

答：弦钩毛石的脉象，都是四季当令的旺脉。春天所以出现弦脉，是由于肝脏属东方木。初春万物开始生长，树木还没有长出枝叶，所以脉气来时，有濡弱而带长之象，因此叫做弦脉。

夏天所以出现钩脉，是由于心脏属南方火，为万物生长最旺盛的时候，树垂枝布叶，都是一头挂下来向下弯曲着，所以脉气来时，有来时疾速，去时迟缓之象，因而叫做钩脉。

秋天所以出现毛脉，是由于肺脏属西方金，万物生长到了收成的时候。草木的花叶，都是经秋而落，只有枝条还单独存在着，像人身上的毫毛一样，所以脉气来时，为轻虚而带浮象，因而叫做毛脉。

冬天所以出现石脉，是由于肾脏属北方水，为万物潜伏闭藏的季节，在隆冬的时候，水凝结得像石块一样，所以脉气来时，有沉濡而滑之象，因此叫做石脉。这就是四季当令的脉象。

四季的脉象，如果有了变化，会出现什么情况呢？

答：春天的脉应该是弦象，相反了，就是有病。

怎样是相反呢？

答：那脉气来时，搏动得实而有力，这叫做太过，主体表有病变；脉气来时，搏动得虚而微弱，这叫做不及，主体内有病。脉来厌厌聂聂，好像抚摩着榆荚，这叫做平脉，脉来较正常增加了实感而带滑象，像抚摩长竿一样，这叫做病脉；脉来急而坚硬，且特别有力，像刚张开的弓弦那样，这叫做死脉。春天的脉，微现弦象叫平脉，弦象多而冲和之胃气少的，叫病脉，只有弦象而没有冲和之胃气，叫死脉。春天的脉，是以胃气为本的。

夏天的脉应该是钩象，相反了，就是有病。

怎样是相反呢？

答：那脉气来时，搏动得实而有力，这叫做太过，主体表有病变；脉气来时，搏动虚而微弱，这叫做不及，主体内有病变。脉来连续像环状，又像抚摩美玉，这叫平脉；脉来增加了快速，就像鸡举足疾走一样，这叫病脉；脉来前曲后直，好像抓着带钩那样，这叫死脉。夏天的脉，微现钩象，叫平脉；钩象多而冲和之胃气少的，叫病脉；只有钩象而没有冲和的胃气，叫死脉。夏天的脉，也是以胃气为根本的。

秋天的脉应该是毛象，相反了，就是有病。

什么是相反呢？

答：那脉气来时，搏动得实而有力，这叫做太过，主体表有病变；脉气来时，搏动虚而微弱，这叫做不及，主体内有病变。脉来轻软浮大，像车上的伞盖，稍用力按，就显更大似的，叫平脉；不上不下，像摩弄着鸡毛那样轻虚，叫病脉；按脉感到虚而索然，像风吹羽毛飘散的样子，叫死脉。秋天的脉，微现毛象，叫平脉；毛象多而冲和之胃气少的，叫病脉；只有毛象而没有冲和的胃气，叫死脉。秋天的脉，也是以胃气为根本的。

冬天的脉应该是石脉，相反了，就是有病。

什么叫相反呢？

答：那脉气来时，搏动得实而有力，这叫做太过，主体表有病变；脉气来时，搏动得虚而微弱，这叫做不及，主体内有病变。脉来感到来时大，去时小，软滑而像雀嘴一样的，叫平脉；脉来像鸟啄食接连不断，其中微带曲形，叫病脉；脉来像解开绳索，而去时像以指弹石，叫死脉。冬天的脉，微现石象，叫平脉；石象多而冲和之胃气少的，叫病脉；只有石象而没有冲和的胃气，叫死脉。冬天的脉，也是以胃气为根本的。

胃是水谷汇聚之海，主储存人体的养料，所以四时脉象都以胃气作为根本。因此说胃气是四时脉象变化与疾病关系以及死生的关键。脾主中焦，在正常时，它的脉象平和，没有特殊的象征，到了脾气衰弱的时候，就会表现出来，脉来像雀之啄食那样，又像暗室里的水向下滴沥一样，这就是脾衰在脉象上的表现。

十六难曰：脉有三部九候，有阴阳，有轻重[1]**，有六十首**[2]**，一脉变为四时**[3]**，离圣久远，各自是其法，何以别之？**

【本义】

谢氏曰：此篇问三部九候以下共六件，而本经并不答所问，似有缺文。今详三部九候，则十八难中第三章言之，当属此篇，错简在彼。阴阳，见四难。轻重，见五难。一脉变为四时，即十五难春弦、夏钩、秋毛、冬石也。六十首，按《内经·方盛衰篇》曰：圣人持诊之道，先后阴阳而持之，奇恒之势，乃六十首。王注谓：奇恒六十首，今世不存。则失其传者，由来远矣。

【集解】

〔1〕有阴阳，有轻重　**虞庶**曰："凡切阳脉，乃轻手取，谓阳脉浮也；切阴脉，乃重手取，谓阴脉沉也，故曰轻重也。"

〔2〕六十首　**按**："六十首"，滑氏据《素问》以为古经佚篇，与上文"三部九候"、"阴阳"、"轻重"不类，非是。《广雅·释诂》："首，响也。""响"与"向"通用。"向"有"往"义。《吕氏春秋·顺说》高注："往，王也。"然则"六十首"者，殆指脉各王六十日而言也。

〔3〕一脉变为四时　**按**："一脉"上脱"有"字。细核"一脉"句，既与"有六十首"上下文义不属，亦非"脉有三部九候"各句之总结，显系有误，应掘贞竹玄节之说补"有"字。"有一脉变为四时"，即指春弦、夏钩、秋毛、冬石言也。

　　然：是其病，有内外证[1]。

【本义】

此盖答辞，然与前问不相蒙，当别有问辞也。

【集解】

〔1〕是其病，有内外证　**丁德用**曰："'是'字当作视物之'视'，言视其精明五色，循按察之左右，即知内外之证。故知'是'字当作视物字用，此'是'字传写之误。"**滕万卿**曰："此篇所言内外证，非谓病证表里，即谓诊候内外。所谓外证者，医坐病人之侧，以为望闻也；内证者，亲逼病人，按腹诊脉，以为问切也。概而言之，肝曰面青善洁，心曰面赤口干，是即望也。肝曰善怒，心曰善笑，是即闻也。肝曰四肢满，心曰烦心、心痛，是即问也。肝曰脐左有动气，心曰脐上有动气，是即切也。所谓证者，言证据之证，而非病证之证也。"

其病为之奈何？

【本义】

问内外证之详也。

然：假令得肝脉，其外证：善洁[1]，面青。善怒，其内证：脐左有动气[2]，按之牢若痛[3]；其病：四肢满[4]，闭淋[5]、溲便难，转筋。有是者肝也，无是者非也。

【本义】

得肝脉，诊得弦脉也。肝与胆合，为清净之府，故善洁。肝为将军之官，故善怒。善，犹喜好也。面青，肝之色也。此外证之色脉，情好也。脐左，肝之部也。按之牢者，若谓其动气，按之坚牢而不移，或痛也。冯氏曰：肝气膹郁，则四肢满闭。《传》曰：风淫末疾是也。厥阴脉，循阴器。肝病，故溲便难。转筋者，肝主筋也。此内证之部属，及所主病也。

【集解】

〔1〕善洁　马莳曰："胆为清净之府，而肝与胆相为表里，故从而善洁也。"孙鼎宜曰："洁，病名也。后世不知。宋人说部书，载米芾有洁癖。今世之所谓性独，动则尤人者，即此类。"

〔2〕脐左有动气　草刘三越曰："十六难内证动气之候，此腹诊之祖也。后世之医者，不知腹诊之要，何以切脏气乎？"

〔3〕牢若痛　徐大椿曰："牢者，气结而坚。痛者，气郁而滞。"

〔4〕四肢满　按："四"字衍。"肢"应作"支"。"支"与"榰"同。《广雅·释言》："榰，柱也。"肝气作胀，其胸胁间若有物支柱于中，而为之满，故曰支满。《甲乙》卷九《肝受病及卫气留积发胸胁满痛》第四云："胸胁榰满者十见，胁下支满者一见"，则其义可见。否则，四肢胀满，与肝病何涉耶？

〔5〕闭淋　《难经集注》"淋"作"癃"。丹波元胤曰："癃义与淋同。《本草经》、《内经》皆用'癃'字。《素问·奇病论》

王注：癃，小便不得也。溲，小便也。'此闭癃句，是言小便苦闭若淋涩。虞注：'癃溲，小府涩也。便难，大府所注难也。'误。"

假令得心脉，其外证：面赤，口干，喜笑；其内证：脐上有动气，按之牢若痛；其病：烦心，心痛，掌中热而哕[1]。有是者心也，无是者非也。

【本义】

掌中，手心主脉所过之处，盖真心不受邪，受邪者，手心主尔。哕，干呕也，心病则火盛，故哕。经曰：诸逆冲上，皆属于火；诸呕吐酸，皆属于热。

【集解】

〔1〕哕　**丹波元胤**曰："哕即哕字。《说文》曰：'哕，气牾也。'《本义》以哕为干呕。非。"

假令得脾脉，其外证：面黄，善噫[1]，善思，善味；其内证：当脐有动气，按之牢若痛；其病：腹胀满，食不消，体重节痛，怠堕嗜卧，四肢不收。有是者脾也，无是者非也。

【本义】

《灵枢·口问篇》曰：噫者，寒气客于胃，厥逆从下上散，复出于胃，故为噫。经曰：脾主四肢。

【集解】

〔1〕噫　《说文·口部》："噫，饱食息也。"

假令得肺脉，其外证：面白，善嚏，悲愁不乐，欲哭；其内证：脐右有动气[1]，按之牢若痛，其病：喘欬[2]，洒淅寒热。有是者肺也，无是者非也。

【本义】

岐伯曰：阳气和利，满于心，出于鼻，故为嚏。洒淅寒热，肺主皮毛也。

难经
集注白话解

【集解】

〔1〕脐右有动气　徐大椿曰："《素问·刺禁论》：'肺藏于右。'脐右，肺之位也。肺主气，气逆则喘欬。"

〔2〕喘欬　《难经集注》"欬"作"嗽"。按："嗽"字《内经》不见。丁注作"嗽"，虞注作"欬"，则自宋时，传刻已歧异。

假令得肾脉，其外证：面黑，善恐欠[1]**；其内证：脐下有动气，按之牢若痛；其病：逆气，小腹急痛，泄如下重，足胫寒而逆。有是者肾也，无是者非也。**

【本义】

肾气不足则为恐，阴阳相引则为欠，泄而下重，少阴泄也。如读为而。

【集解】

〔1〕善恐欠　按："欠"上脱"善"字。吕广曰："善欠者，其人善恶寒。"是吕所据本原有"善"字。《难经古义》补"善"字，是。

〔白话解〕

十六问：脉诊有三部九候的区别，有阴阳的辨别，有指法的轻重，有六十首，又有一脉随四时出现不同的变化等等，距离古代医家的年代已很久远了，一般医者各以自己诊脉方法为是，究竟怎样去辨别它的是非呢？

答：这要观察其病，是有内证、外证之分的。

那病的内证、外证是怎样的呢？

答：假使诊得肝脉，患者在外证的表现，是好清洁，面色青，容易发怒；患者在内证的表现，是脐的左侧有动气，用手触按有坚硬感或疼痛；它的病证还有胸胁胀闷，不灵活，小便艰涩，大便困难，抽筋等。有这些内外症状的就是肝病，没有的就不是肝病。

假使诊得心脉，患者在外证的表现，是面色赤，口干，好发笑；患者在内证的表现，是脐上有动气，用手触按有坚硬感或疼痛，它的病证还有心中烦闷，心痛，手掌心发热，且有干呕的现象等。有这些内外症状的就是心病，没有的就不是心病。

假使诊得脾脉，患者在外证的表现，是面色黄，时常嗳气，多思虑，好厚味；患者在内证的表现，是脐部有动气，用手触按有坚硬感或疼痛；它的病证还有腹部胀满，饮食不消化，身体觉沉，关节疼痛，疲倦乏力，好睡眠，四肢不灵便等。有这些内外症状的就是脾病，没有的就不是脾病。

假使诊得肺脉，患者在外证的表现，是面色苍白，常打喷嚏，悲忧愁闷，不快乐，总想哭泣；患者内证的表现，是脐部右侧有动气，用手触按有坚硬感或疼痛；它的病证还有气喘咳嗽，恶寒发热等。有这些内外症状的就是肺病，没有的就不是肺病。

假使诊得肾脉，患者在外证的表现，是面色黑，常恐惧，常打呵欠；患者在内证的表现，是脐下有动气，用手触按有坚硬感或疼痛；它的病证还有气上逆，小腹部坚硬而痛，溏泄并且下坠，小腿寒冷而按之如冰等。有这些内外证候的就是肾病，没有的就不是肾病。

十七难曰：经言病或有死，或有不治自愈，或连年月不已，其死生存亡，可切脉而知之耶？然：可尽知也[1]。

【本义】

此篇所问者三。答云，可尽知也，而止答病之死证，余无所见，当有阙漏。

【集解】

〔1〕可尽知也 《脉经》卷五第五"尽"作"具"。

诊病若闭目不欲见人者[1]，脉当得肝脉强急而长[2]，而反得肺脉浮短而涩者，死也。

【本义】

肝开窍于目。闭目不欲见人，肝病也。肝病见肺脉，金克木也。

难经
集注白话解

【集解】

〔1〕诊病若闭目不欲见人者　《脉经》"诊"作"设"。

〔2〕脉当得肝脉强急而长　按："得"字是衍文，涉下"反得"致误。"强"字，应据《脉经》改作"弦"。

病若开目而渴，心下牢者，脉当得紧实而数[1]，反得沉涩而微者[2]，死也。

【本义】

病实而脉虚也。

【集解】

〔1〕脉当得紧实而数　按："得"字是衍文，当据下"脉当沉细"、"脉当洪大"、"脉当微细而涩"之文例删之。虞庶曰："开目而渴，心下牢，阳病；紧实而数，阳脉，是病与脉不相反。若得阴脉，则相反矣，故曰死也。"

〔2〕反得沉涩而微者　按："反得"上脱"而"字，应比照上"闭目"条"而反得"句补。"涩"字，《难经集注》作"濡"。丹波元胤以《脉经》作"滑"，《本义》作"涩"，并非。

病若吐血，复鼽衄血者[1]，脉当沉细。而反浮大而牢者，死也。

【本义】

脱血脉实，相反也。

【集解】

〔1〕复鼽衄血者　《脉经》"衄"下无"血"字。袁崇毅曰："'复'字有'或'字之义，不可作再字、又字讲。"

病若谵言[1]妄语，身当有热，脉当洪大，而反手足厥逆[2]，脉沉细而微者，死也。

【本义】

阳病见阴脉，相反也。

〔1〕谵言　杨上善曰："谵语，多言也。"

〔2〕而反手足厥逆　《难经集注》"而"下无"反"字。

病若大腹而泄者，脉当微细而涩，反紧大而滑者[1]**，死也。**

【本义】

泄而脉大，相反也。大腹，腹胀也。

【集解】

〔1〕病若大腹而泄者，脉当微细而涩，反紧大而滑者　**张寿颐**曰："泄为虚证，更加腹大，脾肾皆惫，故脉以微细而涩为宜。若反紧大而滑，则非特证虚脉实，抑且有刚无柔，直是全无胃气之真脉矣，所以谓之死候。"

〖白话解〗

十七问：医经上说：患病或有死亡，或有不经治疗而自然痊愈，或有连年累月拖延不愈，那生死存亡的关键，可以通过切脉的方法而知道吗？

答：可以完全知道的。假如病人闭着眼睛，不愿见人的，脉象应当表现弦急而长的肝脉，如果反而出现浮短而带涩象的肺脉，就会死亡。

病人如张着眼睛，而又口渴，心胸部以下坚硬的，脉象应当表现坚实而数，如果反出现沉涩而微的脉象，就会死亡。

病人如吐血或鼻出血的，脉象应表现沉细，如果反见浮大而坚的脉象，就会死亡。

病人如胡言乱语，身体应当发热，脉象应见洪大，如出现手足发冷，脉象沉细而微的，就会死亡。

病人如腹部膨大而泄泻的，脉象应当见微细而涩，如出现坚大而滑的脉象，就会死亡。

十八难曰：脉有三部[1]，部有四经[2]，手有太阴、阳明，足有太阳、少阴，为上下部[3]，何谓也？

【本义】

此篇立问之意，谓人十二经脉，凡有三部，每部之中，有四经。今手有太阴、阳明，足有太阳、少阴，为上下部，何也？盖三部者，以寸关尺分上中下也。四经者，寸关尺两两相比，则每部各有四经矣。手之太阴、阳明，足之太阳、少阴，为上下部者，肺居右寸，肾居左尺，循环相资，肺高肾下，母子之相望也。经云：脏真高于肺，脏真下于肾是也。

【集解】

〔1〕脉有三部　**任锡庚**曰："三部者，不可直作寸关尺看也。《素问·脉要精微论》云：'尺内两傍，则季胁也，尺外以候肾，尺里以候腹中，附以左、外以候肝，内以候膈；右、外以候胃，内以候脾。上附上右、外以候肺，内以候胸中；左、外以候心，内以候膻中。前以候前，后以候后。上竟上者，胸喉中事也；下竟下者，少腹腰股膝胫足中事也。'此乃明分上中下三部，隐寓寸关尺者也。寸主上焦，以候胸中；关主中焦，以候膈中；尺主下焦，以候腹中。心肺居上，候于寸；肝脾胃居中，候于关；肾居下，则候于两尺。府不及胆者，寄于肝，不及大小肠、膀胱者，统于腹中也。"

〔2〕部有四经　**马莳**曰："部有四经，两手寸部共有四经，右寸手太阴肺，阳明大肠也；左寸手少阴心，太阳小肠也。两手关部共有四经，右关足太阴脾，阳明胃也；左关足厥阴肝，少阳胆也。两手尺部共有四经，右尺手厥阴心包络，少阳三焦也；左尺足少阴肾，太阳膀胱也。"

〔3〕为上下部　**任锡庚**曰："太阴、阳明，一系由手至胸，一系由手至头，故在上部。足太阳、少阴，一系由足至头，一系由足至胸，故在下部。足厥阴、少阳，亦足之经，亦在下。手太阳、少阴，手之经，故在上。足太阴脾脉入腹，足阳明胃脉，挟脐入气街中，故在中部，何必以寸关尺为三部之分，以经背经哉。"

然：手太阴、阳明，金也；足少阴、太阳，水也；金生水，水流下行而不能上，故在下部也。足厥阴、少阳，木也；生手太阳、少阴火，火炎上行而不能下，故为上部[1]。手心主、少阳火，生足太阴、阳明土，土主中宫，故在中部也，此皆五行子母更相生养者也。

【本义】

手太阴、阳明金，下生足太阳、少阴水，水性下，故居下部。足少阴、太阳水，生足厥阴、少阳木，木生手少阴、太阳火及手心主火，火炎上行，是为上部。火生足太阴、阳明土，土居中部，复生肺金。此五行子母更相生养者也。此盖因手太阴、阳明，足太阳、少阴，为上下部道，推广五行相生之义，越人亦以五脏生成之后，因其部分之高下而推言之，非谓未生之前，必待如是而后生成也。而又演为三部之说，即四难所谓心肺俱浮、肾肝俱沉、脾者中州之意。但彼直以脏言，此以经言，而脏腑兼之。以上问答明经。此下二节，俱不相蒙，疑他经错简。

【集解】

〔1〕为上部　按："为"是误字，当作"在"。应据下"在下部"、"在中部"改。

脉有三部九候[1]，各何主之[2]？然：三部者，寸关尺也。九候者，浮中沉[3]也。上部法天，主胸以上至头之有疾也；中部法人，主膈以下至脐之有疾也；下部法地，主脐以下至足之有疾也。审而刺之者也[4]。

【本义】

谢氏曰："此一节，当是十六难中答辞，错简在此，而剩出'脉有三部九候，各何主之'十字。"审而刺之，纪氏云："欲诊脉动而中病，不可不审，故曰'审而刺之'。"刺者，言其动而中也。陈万年《传》曰："刺候谓中其候。"

与此义同。或曰：刺，针刺也，谓审其部而针刺之。

【集解】

〔1〕三部九候　　**任锡庚**曰："此三部者，明指寸关尺，愈见第一节之三部，不必为寸关尺也。九候，浮中沉，乃三部各有浮中沉也。上部法天，主胸以上至头之有疾。此节既如此言，上节之手太阳为上部，必非寸部也。中部主人，主膈以下至脐之有疾；下部法地，主脐以下至足之有疾。此节之三部九候，与《素问·三部九候论》篇所言者，名同事异，彼为古圣之成法，此为越人所创之新法。"

〔2〕各何主之　　《难经集注》"何"下有"所"字。

〔3〕浮中沉　　**杨玄操**曰："浮为阳，沉为阴，中者，胃气也。"**按**：寸关尺，候身之上中下；浮中沉，候经络脏腑之表里。

〔4〕审而刺之者也　　**丁德用**曰："刺字当作次第之'次'。此是审三部各有内外，主从头至足之有疾，故知刺字传文误也。"

人病有沉滞[1]、久积聚[2]，可切脉而知之耶？

【本义】

此下问答，亦未详所属。或曰：当是十七难中"或连年月不已"答辞。

【集解】

〔1〕沉滞　　**孙鼎宜**曰："沉滞即痼疾之谓，据下文，痼疾即积聚也，但有内外之分。"

〔2〕久积聚　　**孙鼎宜**曰："'久'当作'有'，形误。《列子·天瑞》'进乎本不久。'注：'久当为有。'久，篆文与'有'字相近。"

然：诊在右胁有积气[1]，得肺脉结，脉结甚则积甚，结微则气微。

【本义】

结为积聚之脉。肺脉见结，知右胁有积气。右胁，肺部也。积气有微甚，脉从而应之。

【集解】

〔1〕诊在右胁有积气　《难经经释》："诊下有'病'字。积气，积聚之气也。"

诊不得肺脉，而右胁有积气者，何也？然：肺脉虽不见，右手脉当沉伏[1]。

【本义】

肺脉虽不见结，右手脉当见沉伏，沉伏亦积聚脉，右手所以候里也。

【集解】

〔1〕沉伏　徐大椿曰："沉伏亦积气之脉。右手，统指三部言，则肺脉亦在其中。又右手气口，所以候里也。"孙鼎宜曰："沉伏亦为积聚定脉。"

其外痼疾[1]同法耶？将异也？

【本义】

此承上文复问外之痼疾，与内之积聚，法将同异。

【集解】

〔1〕痼疾　徐大椿曰："痼疾，凡肌肉筋骨间，久留不去之病皆是。以其不在脏腑，故曰外。"丹波元胤曰："痼，即痼俗字。《说文》：'痼，久病也。'"

然[1]：结者，脉来去时一止[2]，无常数[3]，名曰结也。伏者[4]，脉行筋下也。浮者，脉在肉上行也。左右表里，法皆如此。

【本义】

结为积聚。伏脉行筋下主里，浮脉行肉上主表，所以异也。前举右胁为例，故此云左右同法。

【集解】

〔1〕然　滕万卿曰："'然'下脱'内有积气，脉当结伏，

外有瘤疾，脉当浮结'十六字。今以后节律之，当补。近世浪华林见宜《难经或问》中已补入。"

〔2〕脉来去时一止　张寿颐曰："以阅历所得言之，凡脉之仅仅一止而即来者，其止恒属无定；而歇止之稍久者，其止恒属有定。则古人以有定之止为代，无定之止为结，尚无不碻。"

〔3〕无常数　徐大椿曰："无常数，乃为结脉之象。若有常数者，或四十动一止，或三十动一止，乃代脉主死，不但有积矣。结伏则病在里，结浮则病在表，结在右，病亦在右；结在左，病亦在左。"

〔4〕伏者　张寿颐曰："《素问》论脉，惟《脉要精微论》有'按之至骨'之文，而未见'伏'字。至《难经》始明言'伏者，脉行筋下'，是即沉脉之尤者。"

假令脉结伏者，内无积聚[1]，脉浮结者，外无瘤疾；有积聚[1]脉不结伏，有瘤疾脉不浮结。为脉不应病，病不应脉，是为死病也。

【本义】

有是脉，无是病；有是病，无是脉，脉病不相应，故为死病也。

【集解】

〔1〕聚　滕万卿曰："'聚'疑'气'字。下'有积聚，脉不结伏'句同。"

〖白话解〗

十八问：脉有寸关尺三部，每部各有四经，手经有太阴肺经和阳明大肠经，足经有太阳膀胱经和少阴肾经，分别属于在上的寸部和在下的尺部。为什么这样说呢？

答：手太阴肺经和手阳明大肠经属金，足少阴肾经和足太阳膀胱经属水。金能生水，水性是向下流，而不能上，所以属于在下的尺部。足厥阴肝经和足少阳胆经属木，能生手太阳小肠经和手少阴心经的火，火性炎上，而不会向下，所以属于在上的寸部。手心主心包络经和手少阳三焦经的火，能生足太阴脾经和足阳明胃经的土，土的方位在中央，所以属于尺寸之间的关部。这些都是根据五行中子母相互生养的关系而来的。

脉有三部九候，各主什么部位的疾病呢？

答：所谓三部，就是寸关尺，所谓九候，就是在三部中，各有浮、中、沉三候。上部为寸脉，取法于天在上，主诊胸膈以上到头部所有的病；中部为关脉，取法于人在天地之间，主诊胸膈以下到脐部所有的病；下部为尺脉，取法于地在下，主诊脐部以下到足部所有的病。分析这些部位是有次序的。

人感觉气不流畅，长时间内有了积聚病，可以通过切脉来知道吗？

答：诊察病人在右侧胁部有积聚之气，切脉觉到肺部脉有结象，结象严重，那积聚就严重，结象轻微，那积聚之气也就轻微。

在肺脉诊不到结象，而在右胁却有积聚之气，这是什么道理呢？

答：在肺脉虽没有出现结象，而右手脉象应当是沉伏的。

如在人体外部有了久治不愈的痼疾，是用同样诊法呢？还是另有不同的诊法呢？

答：所谓结脉，是脉在搏动中有时出现一次歇止，没有一定规律，就叫做结脉。所谓伏脉，是脉气伏行在筋的下面。所谓浮脉，是脉气浮行在肌肉的上面。无论病是在左在右，在表在里，诊脉的方法都是这样。假使脉象出现结伏而体内没有积聚，脉象出现浮结而体外没有痼疾；或相反的，内有积聚而脉象却未出现结伏，外有痼疾而脉象也不出现浮结，这是脉象不与病证相符，或是病证不与脉象相符，都是可致死的病。

十九难曰：经言脉有逆顺，男女有恒[1]。而反者，何谓也？

【本义】

恒，胡登反，常也。脉有逆顺，据男女相比而言也。男脉在关上，女脉在关下；男子尺脉恒弱，女子尺脉恒盛，此男女之别也。逆顺云者，男子顺，女之逆也；女之顺，男不同也。虽然，在男女则各有常矣。反，谓反其常也。

【集解】

〔1〕男女有恒　《难经集注》"恒"作"常"，**按**：《音释》出"恒"字，是原本作"恒"。作"常"者，是后人以释文改正文。

然：男子生于寅[1]，寅为木，阳也。女子生于申[1]，申为金，阴也。故男脉在关上，女脉在关下，是以男子尺脉恒弱，女子尺脉恒盛[2]，是其常也。

【本义】

此推本生物之初，而言男女阴阳也。纪氏曰：生物之初，其本原皆始于子。子者，万物之所以始也。自子推之，男左旋三十而至于巳，女右旋二十至于巳，是男女婚嫁之数也。自巳而怀娠，男左旋十月而生于寅，寅为木，阳也。女右旋十月而生于申，申为金，阴也。谢氏曰：寅为木，木生火，又火生于寅，而性炎上，故男脉在关上。申为金，金生水，又水生于申，而性流下，故女脉在关下。愚谓阳之体轻清而升，天道也，故男脉在关上；阴之体重浊而降，地道也，故女脉在关下，此男女之常也。

【集解】

〔1〕男子生于寅　女子生于申　《难经笔记》引日本**元氏**曰："《淮南子·氾论训》曰：'礼三十而娶。'注：三十而娶者，阴阳未分时，俱生于子。男从子数左行，三十立于巳；女从子数右

行，二十亦立于巳，合夫妇。故圣人因是制礼，使男三十而娶，女二十而嫁。其男子从巳数，左行十得寅，故十月而生于寅，故男子数从寅起。女自巳数，右行得申，亦十月而生于申，故女子数从申生也。"**古林正祯**曰："男子生于寅，女子生于申者，必非谓循行而生于寅之位，生于申之位也。惟使人知男子者属木，其脉杨发，寸盛尺微；女子者属金，其脉降缩，尺盛寸微也。男子生于寅者，得少阳之气而生也，寅为木，阳也者，是示为其少阴也。女子生于申者，得少阴之气而生也，申为金，阴也者，示为其少阴也。"**草刈三越**曰："寅，东木生，阳也。申，西金生，阴也。金木者，阴阳之终始也。男主于阳生，故男子生于寅，其脉在关上，寸部恒盛，女主于阴生，故女子生于申，其脉在关下，尺部恒盛也。三难所谓'关之前者阳之动，关以后者阴之动也'。此男女阴阳之恒也。反之，而男得女脉者，此阳虚阴实者也，故病在内；女得男脉者，此阳有余阴不足也，此邪之变也，病在四肢者，言在外也。"

〔2〕**男子尺脉恒弱，女子尺脉恒盛**　**袁崇毅**曰："男子阳气盛，气盛则上达，且肺为多气行气之脏，居于高原之上部，所以上部之寸脉恒盛矣。女子阴血盛，血性下注，且肾为行水生水之脏，居于极底之下部，所以下部之尺脉恒盛矣。"

反者，男得女脉，女得男脉也。
【本义】
　男女异常，是之谓反。

其为病何如？
【本义】
　问反之为病也。

　然：男得女脉为不足[1]**，病在内；左得之病在左**[2]**，右得之病在右，随脉言之也。女得男脉为太过**[1]**，病在四肢，左得**

之病在左，右得之病在右，随脉言之，此之谓也。

【本义】

其反常，故太过不及，在内在外之病见焉。

【集解】

〔1〕男得女脉为不足　**任锡庚**曰："男得女之寸弱脉，明见气之不足，气虚不得外达，病多在内。女得男之寸盛脉，明见气之有余，火气外炽，病多在四肢。"

〔2〕左得之病在左　《难经集注》"病"下有"则"字，下"右得之病在右"句同。

〚**白话解**〛

十九问：医经上说：脉象有逆有顺，男和女都有常规，但也会出现反常的变象，这怎样解释呢？

答：男生于阳，寅在五行为木，属阳；女生于阴，申在五行为金，属阴。因此，男脉盛于关以上属阳的寸都，女脉盛于关以下属阴的尺部。所以男子的尺脉常现虚弱，女子的尺脉常现强盛，这是正常的情况。如果反常，男子就会遇到尺盛的女子脉象，女子就会遇到尺弱的男子脉象。

它所发生的病变是怎样的呢？

答：男子诊得女脉，是不足的虚证，病在内部，左侧遇到这种脉，病就在左侧，右侧遇到这种脉，病就在右侧，可随着脉象的部位来说明。女子诊得男脉，是有余的实证，病在四肢，左侧遇到这种脉，病就在左侧，右侧遇到这种脉，病就在右侧，也可随着脉象的部位来说明。这就是相反脉象的发病情况。

二十难曰：经言脉有伏匿[1]。伏匿于何脏而言伏匿邪[2]？然：谓阴阳更相乘，更相伏[3]也。脉居阴部[4]而反阳脉见者，为阳乘阴也，脉虽[5]时沉涩而短，此谓[6]阳中伏阴也；脉居阳部而反阴脉见者，为阴乘阳也，脉虽[7]时浮滑而长，此谓[6]阴中伏阳也。

【本义】

居，犹在也，当也。阴部尺，阳部寸也。乘，犹乘车之乘，出于其上也。伏，犹伏兵之伏，隐于其中也。匿，藏也。丁氏曰：此非特言寸为阳，尺为阴。以上下言，则肌肉之上为阳部，肌肉之下为阴部。亦通。

【集解】

〔1〕经言脉有伏匿 《脉经》卷一《从横逆顺伏匿脉》第十一"伏匿"下有"者"字。**徐大椿**曰："伏匿，谓不见于本位，反藏匿于他部而见其脉也。"**按**："伏匿"叠韵之部，有隐藏之意。《楚辞·九辩》："骐骥伏匿而不见兮。"王注："仁贤幽处而隐藏也。"

〔2〕伏匿于何脏而言伏匿邪 **马莳**曰："脉居阴部，宜有阴脉之见，如沉涩而短是也。而反阳脉见焉，乃为浮滑而长，夫是之谓阳脉来乘阴部也。虽时于浮滑而长之中，复有沉涩而短之脉，此谓阳脉之中，而伏夫阴脉矣，所谓脉有伏匿于阴部者如此。脉居阳部，宜有阳脉之见，如浮滑而长是也，而反阴脉见焉，乃为沉涩而短，夫是之谓阴脉来乘阳部也，虽时于沉涩而短之中，复有浮滑而长之脉，此谓阴脉之中，而伏夫阳脉矣，所谓脉有伏匿于阳者如此，此则阴阳更相乘而又更相伏，各于阳部阴部见之也。奚必疑其为伏匿于何藏也哉！"

〔3〕更相伏 **按**："更相"二字蒙上衍，应据《千金翼方》卷二十五《诊脉大意第二》删，"伏"字连上为句。

〔4〕脉居阴部 《千金翼方》"脉居"上有"若"字，应据补。

〔5〕脉虽时沉涩而短 《千金翼方》"脉虽"作"虽阳脉"。

〔6〕谓 《千金翼方》两"谓"字并作"为"。

〔7〕脉虽时浮滑而长 《千金翼方》"脉虽"作"虽阴脉"。

重阳者狂，重阴者癫[1]。脱阳者见鬼，脱阴者目盲[2]。

【本义】

此五十九难之文，错简在此。

【集解】

〔1〕重阳者狂，重阴者癫　**徐大椿**曰："此又因阴阳之伏匿而极言之。重阳重阴，言不止伏匿，阴皆变为阳，阳皆变为阴也。"**加藤宗博**曰："重者，邪之盛也。重阳重阴，阴阳偏盛，为癫狂之病。"**草刈三越**曰："重读如重叠之重。此阴阳者，膈上膈下，以上下部言之，不脉状之谓。'重阳者狂'，气重叠上部而上逆，阳厥久不散，则发为狂病也。'重阴者癫'，气重叠下部而下陷，阴伏久不散，则发为癫疾也。故狂证主动，癫证主静。"

〔2〕脱阳者见鬼，脱阴者目盲　**徐大椿**曰："脱阳脱阴，此又因重阳重阴而及之。鬼属阴，阳既脱，则纯乎阴，故见鬼；目得血而能视，阴既脱，则血不营于目，故目盲。"**加藤宗博**曰："脱阳者，阳部脉脱，脱阴者，阴部脉脱。脱阳脱阴，阴阳败绝，其证既至如此，不死何待也。"**滕万卿**曰："此篇滑注以为五十九难之错简。以予观之，弗然。彼所论则脏气偏实之所生，病从内也。此既伤寒热病阳证阴证等所见，病从外也，故见鬼、目盲乃死。彼所谓狂癫，正气自失，精神放散，不归本舍，历年之久，犹尚未已，岂有目盲见鬼之危急乎！学者察诸。"**草刈三越**曰："邪气积上部久，则元阳反虚脱而神气不守，故其证多见鬼，鬼，非常之状，仿佛而无定体者也。邪气积下部久，则真阴反虚脱而阴水不清，故其证发则必目盲，故僵仆直视，瞳子，真阴之所养也。"

〖白话解〗

二十问：医经上说：脉象有隐藏，究竟隐藏在哪一脏，才说是隐藏呢？

答：这是说阴脉阳脉有互相乘袭、互相隐伏的情况。脉在属阴的尺部，反见到浮滑而长的阳脉，就是阳脉乘袭阴部；虽然是阳脉，有时却夹有沉涩而短属阴的脉象，这叫做阳中伏阴。脉在属阳的寸部，反见到沉涩而短的阴脉，就是阴脉乘袭阳部；虽然是阴脉，有时却夹有浮滑而长属阳的脉象，这叫做阴中伏阳。

寸部和尺部都现阳脉，会发生狂病；尺部和寸部都现阴脉，会发生癫证。亡失阳气的，会妄见鬼神；亡失阴气的，会瞎了眼睛。

二十一难曰：经言人形病、脉不病曰生[1]，脉病、形不病曰死[2]，何谓也？然：人形病、脉不病，非有不病者也[3]，谓息数不应脉数[4]也，此大法[5]。

【本义】

周仲立曰：形体之中觉见憔悴，精神昏愦，食不忺美，而脉得四时之从，无过不及之偏，是人病、脉不病也。形体安和，而脉息乍大乍小，或至或损，弦紧浮滑沉涩不一，残贼冲和之气，是皆脉息不与形相应，乃脉病、人不病也。仲景云：人病脉不病，名曰内虚，以无谷气，神虽困无苦；脉病人不病，名曰行尸，以无王气，卒眩仆不识人，短命则死。谢氏曰：按本经答文，词意不属，似有脱误。

【集解】

〔1〕人形病、脉不病曰生　《脉经》卷五《扁鹊诊诸反逆死脉要诀》"人"下无"形"字。**徐大椿**曰："形病脉不病，乃邪之受伤犹浅，不能变乱气血，故生。"**叶霖**曰："人以脉为主，设其人形体羸瘦，精神困倦，不可谓之无病也。诊其脉，惟息数不应脉数，虽营卫有伤，而不见至损死绝之脉，虽病必生，必其脏腑无恙也。"**滕万卿**曰："外邪之为病，息气动形，屈伸颠沛。然脉动实强，犹有胃气，此形病而脉不病也。"

〔2〕脉病、形不病曰死　《脉经》"形"作"人"。**徐大椿**曰："脉病人不病，则邪气已深，伏而未发，血气先乱，故死。"**叶霖**曰："人肌肉不减，饮食如常，不可谓之有病。惟诊其脉，则代革频见，虽不病亦死，以其脏腑已坏，不可救药也。"**滕万卿**曰："内伤之病，则其所发以渐，故所苦亦缓，而脉乃日恶一日，此脉病而人不病也。"

〔3〕非有不病者也　**张寿颐**曰："'非有病者也'以下十七字，义不可通。此必传写有误，显然易知。"**按**：《脉经》卷五有

"经言形脉与病相反者死，奈何？然：病若头痛、目痛，脉反短涩者死"二十五字，似为本篇佚文，然其文次已不可考矣。

〔4〕息数不应脉数　草刈三越曰："不见病脉之变，而以息数计脉数，呼吸定息之间，不应五动之平脉也。"

〔5〕此大法　按："此大法"三字疑有误。本经言法之句，如三难"过者法曰太过，减者法曰不及"。十八难"法皆如此"。五十四难"与七传间藏同法。"五十六难"此五积之要法"。而"此大法"三字，文义不足，张寿颐所谓传写有误者，即此亦可征。

〖白话解〗

二十一问：医经上说：人已有了病态，在脉象上却不出现病脉，叫做生；脉象有病脉，而人不见病态的，叫做死。这怎么解释呢？

答：人的形体有了病态，在脉象上未见病脉，并不是脉象真的没有病，是说呼吸次数与脉搏次数不相符合啊。

二十二难曰：经言脉有是动，有所生病。一脉变为二病[1]者，何也？然：经言是动者，气也；所生病者，血也[2]。邪在气，气为是动；邪在血，血为所生病[3]，气主呴之[4]，血主濡[5]之。气留而不行者，为气先病也；血壅而不濡者，为血后病也。故先为是动，后所生也[6]。

【本义】

呴，煦也。气主呴之，谓气煦嘘往来，熏蒸于皮肤分肉也。血主濡之，谓血濡润筋骨，滑利关节，荣养脏腑也。此脉字，非尺寸之脉，乃十二经隧之脉也。此谓十二经隧之脉，每脉中辄有二病者，盖以有在气在血之分也。邪在气，气为是而动；邪在血，血为所生病。气留而不行为气病，血壅而不濡为血病，故先为是动，后所生病也。先后云者，抑气在外，血在内，外先受邪，则内亦从之而病欤？然邪亦有只在气，亦有径在血者，又不可以先后拘也。详见《灵枢经》第十篇。

【集解】

〔1〕一脉变为二病　《难经集注》"一脉"下有"辄"字。

〔2〕是动者，气也；所生病者，血也　马莳曰："脉有是动，有所生病者，有气血之分，而皆由于邪以为之病也。动者，经脉之不安其常也，有所生病者，十二经各有其病也。脉有是动，经脉之不安其常也。有所生病，病之渐至于生也。夫以一经为一脉，而一脉之中，有是动，则一病矣。有所生病，则一脉辄变为二病矣。是实有气血之分。盖各经中，皆有气血，有气多血少者，有气少血多者，有气血俱多者，有气血俱少者，但气血在人，必以气为主，而血则为气之所运者耳。邪在于气，气为是动，邪在于血，血为所生病。观此则气血之病，皆本于有邪也可知矣。"**莫文泉**曰："《灵枢·经脉》十二经皆有'是动，所生病'。《难经》以气血二字释之，后人不得其解，反以为非。泉谓荣行脉中，卫行脉外。此经以脉为主，自当兼荣卫言。是动者，卫也，卫主气，故以气释是动；所生病者，荣也，荣主血，故以血字释所生病，于义甚合。"**加藤宗博**曰："按《灵枢》经意，是动者，表也，谓病在经而动也；所生病者，里也，谓病自内而生也。故凡所生病，在脏则言某脏所生病，在腑则言气、血、脉、筋骨、津液，是非里而何也？盖此篇为气先病者，表先病也；为血后病，传里也。但可以表里言，不应以气血别。岂以卫气在外，荣血在内，为之先后耶？"**草刈三越**曰："气血者，人之阴阳也。天地之理，阳先阴后，阴必符于阳唱而和者也。抑所以其血壅者因何乎？壅不濡乎，气能运行，则岂血独壅不濡乎，当知所以其血壅者，亦先气之不顺而血后病也，此乃阴阳进退所以前后异，而天地之常也。故专先是动、后所生病者也，此先后二字阴阳气血之用自然分别，乃越人之妙处也。"

〔3〕邪在气，气为是动；邪在血，血为所生病　**贞竹玄节**曰："《难经》以'动、生'二字，分为气血，且以气先血后为难，不知肺经则言肺所生病，大肠则言津液所生病，胃则言血所生病，脾则言脾所生病，心则言心所生病，小肠则言液所生病，

膀胱则言筋所生病，肾则言肾所生病，心主则言脉所生病，三焦则言气所生病，胆则言骨所生病，肝则言肝所生病，何尝以所生之病皆定为气血也。"

〔4〕气主呴之　**按**："气主呴之"四字，应在上文"气为是动"之下，今窜在"血为所生病"下，似误。如作"邪在气，气为是动，气主呴之；邪在血，血为所生病，血主濡之。"上下文正相对。《太素》卷八引八十一难"血为所生病"下，即连"血主濡之"为文，是犹存其真者。"呴"作"吹呴"讲，见《汉书·中山靖王胜传》颜注引应劭。

〔5〕濡　**按**："濡"有"润"意，见《史记·刺客传》索隐。

〔6〕后所生也　《难经集注》"生"下有"病"字。**马莳**曰："此言气血有动静之异，故气必先病，而血因之以后病也。邪在气，气为是动，正以气之在人主动者也，故流布于经络之间，升降上下，出入表里，非气主呴之而何？邪在血，血为所生病，正以血之在人，主静者也，故浸淫于经络之间，上下灌溉，表里润泽，非血主濡之而何？是气主呴之者，常行而不留；则血主濡之者，常濡而不滞矣。苟或气之在人，留而不行，是所以为气者先病也；将见血之在人，亦滞而不濡，其所以为血者后病也。故经言有是动者，乃先为是动也；有所生病者，后所生也。知所先后，则知动之为义，而一脉之所以辄变为二病也。"

〖白话解〗

二十二问：医经上说：十二经脉各有是动病，也各有所生病，每一条经脉，总是变为两种病候，这是什么道理呢？

答：医经上所说的是动病，是气病；所生病，是血病。邪在气分的，气的病变就是是动病，气的功能，主要是温煦人体的；邪在血分的，血的病变就是所生病，血的功能，主要是滋养脏腑的。气滞而不能通畅运行，是气先有了病变；血壅塞而不能濡养滋润，是血在气以后有了病变。所以首先发生的为是动病，以后发生的为所生病。

从二十三难至二十九难论经络

二十三难曰：手足三阴三阳，脉之度数，可晓以不[1]？然：手三阳之脉，从手至头，长五尺，五六合三丈。手三阴之脉，从手至胸中，长三尺五寸，三六一丈八尺，五六三尺，合二丈一尺。足三阳之脉，从足至头[2]，长八尺，六八四丈八尺。足三阴之脉，从足至胸，长六尺五寸，六六三丈六尺，五六三尺，合三丈九尺。人两足跷脉，从足至目，长七尺五寸，二七一丈四尺，二五一尺，合一丈五尺。督脉、任脉各长四尺五寸，二四八尺，二五一尺，合九尺。凡脉长一十六丈二尺，此所谓十二经脉长短之数也[3]。

【本义】

此《灵枢》第十七篇全文。三阴三阳，《灵枢》皆作六阴六阳，义尤明白。按经脉之流注，则手之三阳，从手走至头；手之三阴，从腹走至手；足之三阳，从头下走至足，足之三阴，从足上走入腹。此举经脉之度数，故皆自手足言。人两足跷脉，指阴跷也。阴跷脉，起于跟中，自然骨之后，上内踝之上，直上循阴股入阴器，循腹，上胸里，行缺盆，出人迎之前，入顑内廉，属目内眦，合太阳脉，为足少阴之别络也。足三阳之脉，从足至头，长八尺。《考工记》亦云：人身长八尺。盖以同身尺寸言之。

【集解】

〔1〕可晓以不　**按**："以"语中助词。"不"读如"否"。

〔2〕从足至头　《太素》卷十三《脉度》"头"作"顶"。《甲乙》卷二《脉度》、《类经图翼》卷三《经络周流解》并作"从头至足"。检滑注"足之三阳，从头下走至足"其说与《甲乙》合。

〔3〕此所谓十二经脉长短之数也　《太素》、《甲乙》并作"此气之大经隧也"。**按**：从上文看，手足经外，并及跷脉、督、

任，已溢出十二之数，如以十二经脉总结上文，岂能合拍。此当从《太素》、《甲乙》。

经脉十二，络脉十五，何始何穷[1]也？然：经脉者，行血气，通阴阳，以荣于身者也。其始从中焦[2]，注手太阴、阳明；阳明注足阳明、太阴；太阴注手少阴、太阳；太阳注足太阳、少阴；少阴注手心主、少阳；少阳注足少阳、厥阴；厥阴复还注手太阴。别络十五，皆因其原[3]，如环无端，转相灌溉，朝于寸口、人迎，以处[4]百病，而决死生也。

【本义】

因者，随也。原者，始也。朝，犹朝会之朝。以，用也。因上文经脉之尺度而推言经络之行度也。直行者谓之经，旁出者谓之络，十二经有十二络，兼阳络、阴络、脾之大络，为十五络也。谢氏曰：始从中焦者，盖谓饮食入口，藏于胃，其精微之化，注手太阴、阳明，以次相传，至足厥阴，厥阴复还注手太阴也。络脉十五，皆随十二经脉之所始，转相灌溉，如环之无端，朝于寸口、人迎，以之处百病而决死生也。寸口、人迎，古法以侠喉两旁动脉为人迎。至晋王叔和直以左手关前一分为人迎，右手关前一分为气口，后世宗之。愚谓昔人所以取人迎、气口者，盖人迎为足阳明胃经，受谷气而养五脏者也；气口为手太阴肺经，朝百脉而平权衡者也。

【集解】

〔1〕穷　按："穷"有终义，见《诗经·考槃》序笺。

〔2〕中焦　贞竹玄节曰："中焦，中腑穴。《内经》有经脉之尺度，不言络脉之行度也。故今越人推言之。"

〔3〕原　徐大椿曰："脉所注为原。《灵枢·九针十二原》云：'原者，五脏之所以禀三百六十五节气味也。'盖谓五脏之气皆会于此，而别络之气，亦因乎此也。"

〔4〕处　按：《后汉书·阳球传》贤注："处，断也。"广其义，可作"诊断"解。

经云：明知终始，阴阳定矣。何谓也？然：终始者[1]，脉之纪也。寸口、人迎，阴阳之气，通于朝使[2]，如环无端，故曰始也。终者，三阴三阳之脉绝，绝则死。死各有形，故曰终也。

【本义】

谢氏曰：《灵枢经》第九篇曰：凡刺之道，毕于终始，明知终始，五脏为纪，阴阳定矣。又曰：不病者，脉口、人迎应四时也；少气者，脉口、人迎俱少，而不称尺寸也。此一节，因上文寸口、人迎，处百病，决死生而推言之。谓欲晓知终始，于阴阳为能定之。盖以阳经取决于人迎，阴经取决于气口也。朝使者，朝，谓气血如水潮，应时而灌溉。使，谓阴阳相为用也。始，如生物之始。终，如生物之穷。欲知生死，脉以候之。阴阳之气通于朝使，如环无端，则不病，一或不相朝使则病矣，况三阴三阳之脉绝乎，绝必死矣。其死之形状，具如下篇，尤宜参看。

【集解】

〔1〕终始者　任锡庚曰："此节之义，以脉行为始，脉绝为终。其理因《灵枢·终始篇》而衍出。"按：本节截取《灵枢》两句，而以如环无端谓之始，阴阳脉绝谓之终，与上文全不相涉，何耶？

〔2〕通于朝使　孙鼎宜曰："'使'当作'夕'，叠韵之讹，谓如潮汐然也。"

〖白话解〗

二十三问：手足三阴经和三阳经的长短尺寸，可以明白与否？

答：手三阳的经脉，从手指到头部的距离，左右六条各长五尺，五六合计共长三丈。

手三阴的经脉，从手指到胸中的距离，左右六条各长三尺五寸，三六得一丈八尺，五六得三尺，合计共长二丈一尺。

　　足三阳的经脉，从足趾到头部的距离，左右六条各长八尺，六八合计共长四丈八尺。

　　足三阴的经脉，从足趾到胸中的距离，左右六条各长六尺五寸，六六得三丈六尺，五六得三尺，合计共长三丈九尺。

　　人体在两足的阳跷脉和阴跷脉，从足踝到目部的距离，每脉各长七尺五寸，二七得一丈四尺，二五得一尺，合计共长一丈五尺。

　　督脉和任脉，各长四尺五寸，二四得八尺，二五得一尺，合计共长九尺。

　　人体的十二经脉，十五络脉，是从什么地方开始，到什么地方终止呢？

　　答：经脉是运行血气，贯通阴阳，以荣养全身的。它的循环是从中焦开始，流注到手太阴肺经和手阳明大肠经；再从手阳明大肠经，流注到足阳明胃经和足太阴脾经；从足太阴脾经，再流注到手少阴心经和手太阳小肠经；又从手太阳小肠经，流注到足太阳膀胱经和足少阴肾经；从足少阴肾经，再流注到手厥阴心包络经和手少阳三焦经；然后又从手少阳三焦经流注到足少阳胆经和足厥阴肝经；最后从足厥阴肝经，仍转流注到手太阴肺经。

　　十五别络，都和经脉同出一源，连结地像圆环，找不着头，相互循环，使气血灌溉全身，会集在寸口，人迎，可以通过对它的诊察来处理百病，决断死生。

　　医经上说：懂得脉气的终始，就可以判明阴阳是否协调。这怎样解释呢？

　　答：脉气的终始，是脉法的纲领。寸口和人迎的部位，是和阴阳各经的脉气贯通而像潮水的不息，又像圆环那样的循环周转，所以说是脉气的开始。所谓脉气终止，是说三阴三阳经的脉气已绝，脉气绝，就会死亡，而在临死前，各有不同的象征，所以说是脉气的终止。

二十四难曰：手足三阴三阳，气已绝，何以为候？何知其吉凶不？然：足少阴气绝，即骨枯。少阴者，冬脉也，伏行而温于骨髓。故骨髓不温，即肉不着骨，骨肉不相亲，即肉濡而却，肉濡而却，故齿长而枯[1]，发无润泽[2]；无润泽者[3]，骨先死。戊日笃，己日死。

【本义】

此下六节，与《灵枢》第十篇文，皆大同小异。濡，读为软。肾其华在发，其充在骨，肾绝则不能充于骨，荣于发。肉濡而却，谓骨肉不相着而肉濡缩也。戊己，土也，土胜水，故以其所胜之日笃而死矣。

【集解】

〔1〕故齿长而枯　《灵枢·经脉》、《脉经》卷三第五"枯"并作"垢"。

〔2〕发无润泽　《脉经》"发无"下无"润"字。

〔3〕无润泽者　《难经集注》无"无润泽"三字，"者"字连上为句。

足太阴气绝，则脉不营其口唇[1]。口唇者，肌肉之本也。脉不营；则肌肉不滑泽，肌肉不滑泽，则肉满[2]；肉满则唇反，唇反则肉先死。甲日笃，乙日死。

【本义】

脾，其华在唇四白，其充在肌。脾绝则肉满唇反也。肉满，谓肌肉不滑泽，而紧急膜腘也。

【集解】

〔1〕脉不营其口唇　《难经集注》"营"作"荣"。

〔2〕则肉满　滕万卿曰："肉，指人中肉。"

足厥阴气绝，即筋缩引卵与舌卷[1]。厥阴者，肝脉也。肝者，筋之合也。筋者，聚于阴器而络于舌本。故脉不营，则筋缩急；筋缩急即引卵与舌；故舌卷卵缩，此筋先死[2]。庚日笃，辛日死。

【本义】

肝者，筋之合，其华在爪，其充在筋。筋者，聚于阴器而络于舌本。肝绝则筋缩引卵与舌也。王充《论衡》云："甲乙病者，生死之期，常之庚申。"

【集解】

〔1〕引卵与舌卷　**按**："卷"字衍，以下文"筋缩急即引卵与舌"律之可证。此涉下"舌卷卵缩"致误。《灵枢·经脉》、《脉经》卷三第一、《甲乙》卷二《十二经脉络脉支别》均无"卷"字。

〔2〕此筋先死　《灵枢》"此"作"则"。

手太阴气绝，即皮毛焦。太阴者、肺也，行气温于皮毛者也。气弗营，则皮毛焦；皮毛焦，则津液去；津液去，即皮节伤[1]；皮节伤，则皮枯毛折[2]；毛折者，则毛先死[3]。丙日笃，丁日死。

【本义】

肺者，气之本，其华在毛，其充在皮。肺绝则皮毛焦而津液去，皮节伤，以诸液皆会于节也。

【集解】

〔1〕即皮节伤　《甲乙》卷二第一上"伤"作"著"。

〔2〕则皮枯毛折　《脉经》卷三第五、《甲乙》"皮"并作"爪"。

〔3〕则毛先死　**按**：《难经集注》"毛"作"气"，是。《脉经》卷三第四即作"气"。

手少阴气绝，则脉不通；脉不通，则血不流；血不流，则色泽去。故面色黑如黧[1]，此血先死。壬日笃，癸日死。

【本义】

心之合，脉也，其荣色也，其华在面，其充在血脉。心绝则脉不通，血不流，色泽去也。

74

〔1〕故面色黑如黧 《难经集注》"面"下无"色"字，"黧"作"黎"。**杨玄操**曰："黎者，人所食之果，取其黄黑。"

三阴气俱绝者，则目眩转，目瞑[1]；目瞑者，为失志；失志者，则志先死，死即目瞑也[2]。

【本义】

三阴，通手足经而言也。《灵枢》十篇作五阴气俱绝，则以手厥阴与手少阴同心经也。目眩转目瞑者，即所谓脱阴者目盲，此又其甚者也，故云目瞑者失志，而志先死也。四明陈氏曰："五脏阴气俱绝，则其志衰于内，故精气不注于目，不见人而死。"

【集解】

〔1〕则目眩转，目瞑 《灵枢·经脉》、《甲乙》卷二第一上"目眩"并作"目系"，"目瞑"并作"目运"。

〔2〕死即目瞑也 《灵枢》、《甲乙》并作"则远一日半死矣"。

六阳气俱绝者[1]，则阴与阳相离。阴阳相离，则腠理泄[2]，绝汗乃出，大如贯珠[3]，转出不流[4]，即气先死。旦占夕死[5]，夕占旦死。

【本义】

汗出而不流者，阳绝故也。陈氏曰："六腑阳气俱绝，则气败于外，故津液脱而死。"

【集解】

〔1〕六阳气俱绝者 **按**：篇首以三阴三阳设问，而答词止有阴绝，而无阳绝，似有脱文。应据《素问·诊要经终论》、《甲乙》卷二《十二经脉络脉支别》补。**玄医**曰："阳主表，表气绝则卫气去。虽不如五脏绝而神去。然阳气去则阴无所著，神亦去而死。"

〔2〕则腠理泄　**按**：《文选・魏都赋》"腠理则治"善注："腠理者，皮肤间也。"夫阳气卫外，则腠理密。今阴阳相离，则阳绝，阳绝则腠理泄，阴气不可独留，营气从腠理而外泄，绝汗乃出。

〔3〕大如贯珠　《伤寒九十论》作"汗出如珠"。

〔4〕转出不流　《伤寒九十论》"出"作"而"。

〔5〕且占夕死　**丹波元胤**曰："占，诊候之义。"

〔**白话解**〕

二十四问：手足三阴经和三阳经的经气已经竭绝，推测会出现什么证候，可以知道它的好坏吗？

答：足少阴经气竭绝，就会形成骨髓枯槁。足少阴肾经是比类于冬藏的经脉，它是深伏内行而具有温养骨髓作用的。如果骨髓得不到肾气的温养，就会使肌肉不能和骨接触，骨肉两者不能挨近，就会有肉软而萎缩的现象。肉软而又萎缩，就会感到牙齿像长了一些，并出现牙垢，头发也无光泽了。头发无光泽，也就是骨已先死的象征，这种病，逢戊日加重，逢己日死亡。

足太阴经气竭绝，则经脉之气不能营养口唇。口唇的表面，是测知肌肉荣枯的依据。脾的经脉不能输布营养，肌肉便不会光滑润泽，肌肉已不光滑润泽，就会人中沟变浅，人中沟变浅，口唇就会外翻。口唇外翻，也就是肉已先死的象征。这种病，逢甲日加重，逢乙日死亡。

足厥阴经气竭绝，筋就会抽缩，牵引睾丸和舌。足厥阴经是属于肝脉。肝脏是与筋相配合的。筋，会聚在外生殖器而又联络于舌根，所以肝的经气得不到营养，就会使筋拘缩挛急，由于筋的拘缩挛急，就会牵引睾丸和舌，因之出现舌卷和睾丸上缩的症状，这就是筋已先死的象征。这种病，逢庚日加重，逢辛日死亡。

手太阴经气竭绝，皮毛就会憔悴。手太阴经，是属于肺的经脉，它能运行精气以温养皮毛。如肺气不能输布营养，则皮毛就会憔悴，皮毛憔悴，是由于津液丧失；津液丧失，就会使皮毛和关节受到损伤，皮毛、关节受伤，就显示出皮肤枯槁、毫毛折断的状况。毫毛折断，也就是经气先死的象征。这种病，逢丙日加重，逢丁日死亡。

手少阴经气竭绝，则血脉的运行不能通畅，血脉不通，则血液不能周流运行，血液不能周流运行，肤色就失去了光泽，所以面色呈现出黑里带黄，这就是血先死的象征。这种病，逢壬日加重，逢癸日死亡。

手足三阴经的经气都已竭绝，眼球就会翻转，眼睛闭合。眼睛闭合，是表示神志已经丧失。神志丧失，就是神志已先死了。所以死的时候，就闭合了眼睛。

六阳经的经气都已竭绝，就会使阴和阳两相分离。因为阴阳之气相离，则皮肤的毛孔不固，精气外泄，从而流出了绝汗，汗出像连串的珠子，转动在皮肤上而不流滴，这是气先死的象征。在早晨发现这样危象，可以预测当晚会死；在晚上发现这样危象，可以预测在次晨会死亡。

二十五难曰：有十二经，五脏六腑十一耳，其一经者，何等经也？然：一经者，手少阴与心主别脉也[1]，心主与三焦为表里[2]，俱有名而无形[3]，故言经有十二也[4]。

【本义】

此篇问答，谓五脏六腑配手足之阴阳，但十一经耳。其一经者，则以手少阴与心主各别为一脉，心主与三焦为表里，俱有名而无形，以此一经并五脏六腑共十二经也。谢氏曰：《难经》言手少阴心主与三焦者，凡八篇：三十一难，分豁经脉，所始所终。三十六难言肾之有两，左曰肾，右曰命门。初不以左右肾分两手尺脉。三十八难言三焦者，原气之别，主持诸气，复申言其有名无形。三十九难言命门者精神之所舍，男子藏精，女子系胞，其气与肾通。又云：六腑正有五腑，三焦亦是一腑。八难、六十二难、六十六三篇，言肾间动气者，人之生命，十二经之根本也，其名曰原，三焦则原气之别使也。通此篇参互观之，可见三焦列为六腑之义。唯其有名无形，故得与手心主合。心主为手厥阴，其经始于起胸中，终于循小指、次指出其端。若手少阴则始于心中，终于循小指之内出其端。此手少阴与心主各别为一脉也。或问：手厥阴经，曰心主，又曰心包络，何也？曰：君火以名，相火以位。手厥阴代君火行事，以用而言，故曰手心主；以经而言，则曰心包络，一经而二名，实相火也。虞庶云：诸家言命门为相火，与三焦相表里，按《难经》止言手心主与三焦为表里，无命门、三焦表里之说。夫左寸火，右寸金；左关木，右关土；左尺水，右尺火。职之部位，其义灼然。乌乎！如虞氏此说，则手心主与三焦相为表里，而摄行君火明矣。三十六难谓命门其气与肾通，则亦不离乎肾也，其习坎之谓欤？手心主为火之闰位，命门则水之同气欤？命门不得为相火，三焦不与命门配亦明矣。虞氏之说，良有旨哉。诸家所以纷纷不决者，盖有惑于《金匮真言篇》王注引《正理论》谓：三焦者，有名无形，上合手心主，下合右肾，遂有命门三焦表里之说。夫人之脏腑，一阴一阳，自有定耦，岂有一经两配之理哉？夫所谓上合手心主者，正言其为表里；下合右肾者，则以三焦为原气之别使而言之尔。知此，则知命门与肾通，三焦无两配，而诸家之言可不辨而自明矣。若夫诊脉部位，则手厥阴相火居右尺之分而三焦同之。命门既与肾通，只当居左尺。而谢氏据《脉经》谓手厥阴与手少阴心脉同部。三焦脉上见寸口，中见于关，下焦与肾同也。前既云：初不以左右肾分两手尺脉矣。今如《脉经》所云，则右尺当何所候耶？

【集解】

〔1〕手少阴与心主别脉也　**孙鼎宜**曰："'少阴'当作'厥阴'，'与'字疑衍。别脉，犹言别有一脉也。"

〔2〕心主与三焦为表里　**滕万卿**曰："心包者何？包络心藏如内郭，所以温养真心之阳也；三焦者何？包罗熏陶诸脏之气。历络上下，如外郭然，故取俱无形者，以为脏腑表里。花溪虞氏之说，殊有理致，宜以参看。"

〔3〕俱有名而无形　**玄医**曰："心主包络于外，三焦包罗于周身，俱有质而无形。凡物之貌，长短方圆椭角之类，谓之形也。然则心主形者，心形是也；三焦形者，身形是也，此有名无形之谓也。然诸说者，认形为质，而反以《难经》为误，纷纷不分，是非浑淆，盖人身以阴阳为本，阴阳，水火是也。心主、主心之事，为火官。三焦、原气之别使，为水官。又命门之元阳，潜行于腔（凡骨肉脏腑之会，总谓之腔）间，俱相火之职分。故此二经为表里，充十二经数，应十二月，不期然而然者，学者宜详审。"

〔4〕言经有十二也　**孙鼎宜**曰："言五脏六腑止十一。其云十二经者，则取手厥阴心包络以实之。"

【白话解】

二十五问：人体有十二经脉，五脏六腑合起来只有十一个，那所余的一经，是什么脏器的经脉呢？

答：这所余的一经，是指手少阴心经与手厥阴心包络经的别脉，心包络和手少阳三焦互为表里，都是只有名称，而没有实体的，所以说经脉共有十二。

二十六难曰：经有十二，络有十五[1]**，余三络者，是何等络也？然：有阳络，有阴络，有脾之大络。阳络者，阳跷之络也。阴络者，阴跷之络也。故终有十五焉。**

【本义】

直行者谓之经，傍出者谓之络，经犹江汉之正流，络则沱潜之支派。每经皆有络，十二经有十二络，如手太阴属肺、络大肠，手阳明属大肠、络肺之类。今云络有十五者，以其有阳跷之络，阴跷之络，及脾之大络也。阳跷、阴跷，见二十八难。谓之络者，盖奇经既不拘于十二经，直谓之络亦可也。脾之大络，名曰大包，出渊腋三寸，布胸胁，其动应衣，宗气也。四明陈氏曰：阳跷之络，统诸阳络；阴跷之络，统诸阴络；脾之大络，又总统阴阳诸络，由脾之能溉养五脏也。

【集解】

〔1〕络有十五 《古今医统》卷六《十五络脉穴辨》云："十五络脉者，十二经之别络，而相通焉者也。其三络者，为任督二脉之络，脾之大络，总统阴阳诸络，灌溉于脏腑者也。《难经》谓三络为阳跷、阴跷二络，愚尝考之，无穴可指。且二跷亦非十四经之正也。《针灸节要》以为任络曰屏翳，督络曰长强，加以脾之大络曰大包，此合十五络也。"

〖白话解〗

二十六问：经脉有十二，络脉有十五，所余的三络，是什么经脉的络呢？

答：有阳络，有阴络，有脾脏的大络。阳络，是连属于阳跷的络脉；阴络，是连属于阴跷的络脉。因此络脉共有十五。

二十七难曰：脉有奇经八脉者[1]**，不拘于十二经**[2]**，何**[3]**也？然：有阳维，有阴维，有阳跷，有阴跷，有冲，有督，有任，有带之脉**[4]**。凡此八脉**[5]**者，皆不拘于经，故曰奇经八脉也。**

【本义】

脉有奇常，十二经者，常脉也。奇经八脉，则不拘于十二经，故曰奇经。奇，对正而言，犹兵家之云奇正也。虞氏曰：奇者，奇零之奇，不偶之义。谓此八脉不系正经，阴阳无表里配合，别道奇行，故曰奇经也。此八脉者，督脉督于后，任脉任于前，冲脉为诸阳之海，阴阳维则维络于身，带脉束之如带，阳跷得之太阳之别，阴跷本诸少阴之别云。

【集解】

〔1〕脉有奇经八脉者　**虞庶**曰："奇，音基。奇，斜也、零也，不偶之义。谓此八脉，不系正经阴阳，无表里配合，别道奇行，故曰奇经也。所以经言八脉不拘于经，以此验矣。杨氏言奇异之义，非也。"

〔2〕不拘于十二经　《脉经》卷二第四无"不拘"六字。

〔3〕何也　《脉经》"何"下有"谓"字。

〔4〕有任有带之脉　**孙鼎宜**曰："'之脉'二字可删。"

〔5〕凡此八脉者　《史记·仓公列传》正义引"八"下无"脉"字。

经有十二，络有十五，凡二十七气，相随上下，何独不拘于经也〔1〕？然：圣人图设沟渠，通利水道，以备不然〔2〕。天雨降下，沟渠溢满，当此之时〔3〕，霶霈妄作〔4〕，圣人不能复图也。此络脉满溢〔5〕，诸经不能复拘也。

【本义】

经络之行，有常度矣。奇经八脉，则不能相从也。故以圣人图设沟渠为譬，以见络脉满溢，诸经不能复拘，而为此奇经也。然则奇经，盖络脉之满溢而为之者欤？或曰：此络脉三字，越人正指奇经而言也，既不拘于经，直谓之络脉亦可也。此篇两节，举八脉之名，及所以为奇经之义。

【集解】

〔1〕何独不拘于经也　**汪机**曰："凡八脉（指奇经）不拘制于十二正经，无表里配合，故谓之奇。盖正经犹夫沟渠，奇经犹夫湖泽。正经之脉隆盛，则溢于奇经，故秦越人比之天雨降下，沟渠溢满，霶霈妄行，流于湖泽，此发《灵》、《素》未发之秘者也。"

〔2〕以备不然　《脉经》卷一第四"然"作"虞"。**按**："虞"有预料之意。《诗·云汉》郑笺："虞，度也。"

〔3〕当此之时　按："当此"句，与下"霶霈"句误倒，应据《脉经》卷二第四乙正。

〔4〕霶霈妄作　《难经集注》"作"作"行"。按："霶霈"双声。《广韵·十一唐》："霶霈，大雨。"或谓当作"滂沛"。其实"滂沛"水流貌，非大雨义，见希麟《续音义》九。

〔5〕此络脉满溢　《脉经》"满"作"流"。

〖白话解〗

二十七问：经脉中有奇经八脉，这怎么解释呢？

答：在经脉中，有阳维、有阴维、有阳跷、有阴跷，有冲脉、有督脉、有任脉、有带脉，所有这八脉，都不限制在十二经脉范围之内，所以称它为奇经八脉。

经脉有十二，络脉有十五，所有这二十七经络的脉气，是相互在周身上下运行，为什么单有奇经不限制在十二经脉之内呢？

答：古代圣人计划开掘沟渠，疏通水道，是为了防备意料不到的水灾。天降大雨，就会使沟渠里的水溢外流，大量的雨水泛滥妄行，当这个时候，圣人也不能再计划把水堵住。这好像奇经流溢一样，十二经是不能限制它的。

二十八难曰：其奇经八脉者，既不拘于十二经，皆何起何继[1]也？然：督脉[2]者，起于下极之俞[3]，并于脊里，上至风府[4]，入属于脑[5]。任脉者，起于中极之下[6]，以上毛际，循腹里，上关元，至喉咽。冲脉者[7]，起于气冲[8]，并足阳明[9]之经，夹脐上行，至胸中而散也。带脉者，起于季胁[10]，回身一周[11]。阳跷脉者，起于跟中，循外踝上行[12]，入风池。阴跷脉者，亦起于跟中，循内踝上行，至咽喉[13]，交贯[14]冲脉。阳维阴维者[15]，维络于身，溢畜不能环流灌溉诸经者也[16]。故阳维起于诸阳会也，阴维起于诸阴交也[17]。比于圣人图设沟渠，沟渠满溢，流于深湖，故圣人不能拘通也[18]。而人脉隆盛[19]，入于八脉而不环周[20]，故十二经亦不能拘之，其受邪气，畜则肿热，砭射之也^[21]。

【本义】

"继"，《脉经》作"系"。督之为言都也，为阳脉之海，所以都纲乎阳脉也。其脉起于下极之俞，由会阴历长强，循脊中行，至大椎穴，与手足三阳脉之交会；上至哑门，与阳维会；至百会，与太阳交会；下至鼻柱人中，与阳明交会。任脉起于中极之下曲骨穴。任者，妊也，为人生养之本。冲脉起于气冲穴，至胸中而散，为阴脉之海。《内经》作并足少阴之经。按冲脉行乎幽门、通谷而上，皆少阴也。当从《内经》。此督、任、冲三脉，皆起于会阴，盖一源而分三歧也。带脉起季胁下一寸八分，回身一周，犹束带然。阳跷脉，起于足跟中申脉穴，循外踝而行。阴跷脉亦起于跟中照海穴，循内踝而行。跷者，捷也，以二脉皆起于足，故取跷捷超越之义。阳维阴维，维络于身，为阴阳之纲维也。阳维所发，别于金门，以阳交为郄，与手足太阳及跷脉会于臑俞；与手足少阳会于天髎及会肩井，与足少阳会于阳白，上本神、临泣、正营、脑空；下至风池，与督脉会于风府、哑门，此阳维之起于诸阳之会也。阴维之郄，曰筑宾，与足太阴会于腹哀，大横；又与足太阴、厥阴会于府舍、期门，又与任脉会于天突、廉泉，此阴维起于诸阴之交也。"溢畜不能环流灌溉诸经者也"十二字，当在"十二经亦不能拘之"之下，则于此无所间，而于彼得相从矣。"其受邪气畜"云云十二字，谢氏则以为于本文上下当有缺文。然《脉经》无此，疑衍文也。或云，当在三十七难"关格不得尽其命而死矣"之下，因邪在六腑而言也。

【集解】

〔1〕何起何继　《脉经》卷二第四"继"作"系"。**孙鼎宜**曰："'继'疑当作'止'。"

〔2〕督脉 **玄医**曰："督，中也，其脉中行于脊里，故名督脉。"

〔3〕下极之俞 **按**："下极"盖指脊骶骨端之长强穴。

〔4〕并于脊里，上至风府 《太素》卷十《督脉》杨注引作"并脊上行，至于风府"，下并有"为阳脉之聚"五字。

〔5〕入属于脑 《脉经》卷二第四无"入属于脑"四字。《太素》卷十杨注引同。

〔6〕中极之下 **丁德用**曰："中极者，穴名也。在脐下四寸。其中极之下者，曲骨穴也，是任脉所起。"

〔7〕冲脉者 **杨玄操**曰："冲脉者，十二经之海也。冲者，通也。言此脉下至于足，上至于头，通头受十二经之气血，故曰冲焉。"

〔8〕起于气冲 《素问·骨空论》、《太素》卷十《冲脉》"冲"并作"街"。《甲乙》卷二第二作"冲"，与《难经》同。虞庶谓"冲"、"街"之义俱通。冲脉自气冲起，在阳明、少阴二经之内并足阳明（少阴之经，侠脐左右各五分；阳明之经，侠脐左右各二寸）。其说较允。

〔9〕并足阳明 **按**：《素问·骨空论》"阳明"作"少阴"。徐大椿谓"阳明、少阴两经，不甚相远，皆冲脉所过。"但《甲乙》卷三第二十"横骨"以上，至"幽门"十一穴，皆言冲脉足少阴之会，故仍以作少阴为是。

〔10〕起于季胁 《脉经》卷二第四"胁"作"肋"。

〔11〕回身一周 《太素》卷十《带脉》杨注引"回身"上有"为"字。**杨上善**曰："一周，亦周腰脊也。故带脉当十四椎束带腰腹，故曰带脉也。"

〔12〕循外踝上行 《脉经》卷二第四"外踝"下有"而"字。下"循内踝"句同。

〔13〕至咽喉 《甲乙》卷二第二引《难经》作"入喉咙"。

〔14〕贯 《太素》卷十《阴阳跻脉》杨注引"贯"作"灌"。

〔15〕阳维阴维者　《卢经哀腋》引王冰鉴云：“阳维者，维络诸阳经；阴维者，维络诸阴经，为上下左右一身阴阳经之纲维也。而其脉溢满畜聚，无周流一定通路，不比他经能环流灌溉诸经也。”

〔16〕滥畜不能环流灌溉诸经者也　《甲乙》卷二第二引《难经》“灌溉”下无“诸经者”三字。**滕万卿曰：“溢畜十二字，旧本误出‘故阳维’云云前。滑氏移‘不能拘之’之下，文理不正。今移于‘阴维起于诸阴交’下。”按：**“溢畜”十二字，滑氏谓当在“十二经亦不能拘之”之下。张寿颐以为如此，于义仍不联系，当以衍文之例删之。其实“溢畜”十二字并非衍文，只系传抄误窜。检《太素》卷十《阴阳维脉》杨注引“溢畜不能还流溉灌诸经”十字，是在“人（人系误字，应作血）脉隆盛”句上。现在既移“溢畜”十字（原“者也”二字，是后人妄增）于“故阳维、阴维”两句之前，又衍“比于圣人，图设沟渠，沟渠满溢，流于深湖，故圣人不能拘通也”二十四字于后，而“溢畜”十字于上下文义，遂不联属，应参照《太素》改正。

〔17〕故阳维起于诸阳会也，阴维起于诸阴交也　《太素》卷十《阴阳维脉》杨注引作“阳维起于诸脉之会，则诸阳脉会也；阴维起于诸阴之交，则三阴交也”。

〔18〕比于圣人图设沟渠，沟渠满溢，流于深湖，故圣人不能拘通也　**按：**“比于”二十四字是衍文。虽《脉经》亦有其文。然与二十七难稍加细勘，则其误显然。如本难之“比于圣人图设沟渠”八字，与二十七难“然圣人图设沟渠”何异？本难之“沟渠满溢”与二十七难“沟渠溢满”又何异？本难之“故圣人不能拘通”，显然是二十七难“圣人不能复图，诸经不能复拘”之简括。此“比于”二十四字横亘文内，遂致文义隔阂，应参照《太素》卷十《阴阳难脉》杨注引文删正。

〔19〕而人脉隆盛　《太素·阴阳维脉》杨注引“而人”作“血”字。

〔20〕入于八脉而不环周　《太素·阴阳维脉》杨注引“入

于"作"溢入","环周"作"还也"。**按**："不还"谓不复归于十二经也。

〔21〕畜则肿热，砭射之也 《圣济总录》卷一百十三《钩割针镰》作"肿热宜砭射之"。**孙鼎宜**曰："'射'疑为'石'或为'刺'，声误。'也'当作'已'，形误，谓疾愈也。"

〖白话解〗

二十八问：这奇经八脉，既然不限制在十二经范围之内，那么，它的循行都是从哪里起始，又和哪些部位连接呢？

答：督脉，起于长强穴下的会阴部，靠着脊柱里面，直上到风府穴，进入脑部。

任脉，起于中极穴的下面，向上到阴毛处，沿着腹腔内部，再上行经过关元穴，到咽喉部。

冲脉，起于气冲穴，并行于足阳明胃经之内，夹脐旁的两侧上行，到胸部就分散了。

带脉，起于侧胸的季胁部，环绕腰腹一周。

阳跷脉，起于足跟，沿着足外踝向大腿外侧上行，进入项上部的风池穴。

阴跷脉，也起于足跟，沿着足内侧向大腿内侧上行，入咽喉，和冲脉互相灌注。

阳维、阴维脉，接连着联络周身的经脉，因此阳维脉起始于各阳经的会合之处，阴维脉起始于各阴经的相交之处。这阳维、阴维二脉，就是气血充溢，也是不能灌溉各条经脉的，即使人体经脉之气极盛，进入奇经八脉，也不会循着经脉的通路而还回的。所以十二经脉，是不能拘限奇经八脉的。如果八脉受到病邪的侵袭，便会发生肿热，就应该用砭石刺中肿处，而去其热。

二十九难曰：奇经之为病何如？然：阳维维于阳[1]，阴维维于阴[2]，阴阳不能自相维[3]，则怅然失志[4]，溶溶不能自收持[5]。阳维为病苦寒热，阴维为病苦心痛。阴跷为病，阳缓而

86

阴急[6]，阴跻为病，阴缓而阳急[6]。冲之为病，逆气而里急。督之为病，脊强而厥。任之为病，其内苦结，男子为七疝[7]，女子为瘕聚。带之为病，腹满[8]，腰溶溶，若坐水中[9]。此奇经八脉之为病也。

【本义】

此言奇经之病也。阴不能维于阴，则怅然失志。阳不能维于阳，则溶溶不能自收持。阳维行诸阳而主卫，卫为气，气居表，故苦寒热；阴维行诸阴而主荣，荣为血，血属心，故苦心痛。两跻脉，病在阳，则阳结急，在阴，则阴结急。受病者急，不病者自和缓也。冲脉从关元至咽喉，故逆气里急。督脉行背，故脊强而厥。任脉起胞门，行腹，故病苦内结，男为七疝，女为瘕聚也。带脉回身一周，故病状如是。溶溶，无力貌。此各以其经脉所过而言之。自二十七难至此，义寔相因，最宜通玩。

【集解】

〔1〕阳维维于阳 《太素》卷十《阴阳维脉》杨注引"维于阳"下有"纲维诸阳之脉也"七字。

〔2〕阴维维于阴 《太素》卷十《阴阳维脉》杨注引"维于阴"下有"纲维诸阴之脉也"七字。

〔3〕阴阳不能自相维 《脉经》卷二第四、《太素》卷十《阴阳维脉》杨注引"不能"下并无"自"字。

〔4〕怅然失志 《太素》卷十《阴阳维脉》"怅"作"伥"。**按：**作"伥"是。《荀子·修身》杨注："伥伥，无所适貌，言不知所措履。"与"失志"义贯。

〔5〕溶溶不能自收持 《太素·阴阳维脉》杨注引作"不能自持"。《甲乙》卷二《奇经八脉》引《难经》"则怅然"十二字作"为病腰腹纵容，如囊水之状"。

〔6〕阳缓而阴急 阴缓而阳急 **古林正祯**曰："缓对急而言。缓者，和缓无病之义。急者，急缩拘挛之义。"**玄医**曰："病势轻重，脉气虚实，筋膜弛缩，身体快痛冷热，皆可以缓急。"

〔7〕七疝 **孙鼎宜**曰："七疝者，一厥、二盘、三寒、四癥、五胕、六脉、七气。或云寒、水、筋、血、气、狐、癫也。"

〔8〕腹满 **按**："腹满"上脱"苦"字，应据《脉经》卷二第四补。

〔9〕腰溶溶，若坐水中 《脉经》卷二第四"水中"下有"状"字。**古林正祯**曰："溶溶，缓慢貌。溶溶者，是谓腰缓慢无力。若坐水中而不便利也。"

〖白话解〗

二十九问：奇经八脉所发生的病变是怎样的？

答：阳维脉联系着全身的阳经，阴维脉联系着全身的阴经。阴维和阳维如不能相互联系，就会使人感到精神不痛快，失意、倦怠乏力，在动作上不能由自己来控制。如果阳维脉单独发病，就患怕冷发热；阴维脉单独发病，就患心痛。阴跷脉发生病变，会在属阳的外侧表现弛缓，而属阴的内侧却表现拘急；阳跷脉发生病变，在属阴的内侧表现弛缓，而属阳的外侧却表现拘急。冲脉发生病变，会使气逆上冲，而感到腹内胀急不舒。督脉发生病变，会出现脊柱强直，甚至发生昏厥。任脉发生病变，患者的腹内，苦于结滞不爽，在男子可发生七种疝气，在女子容易成为瘕聚之症。带脉发生病变，苦于腹中胀满，腰部纵缓无力，好像坐在冷水里面。这些，就是奇经八脉发生病变时所出现的证候。

从三十难至四十七难论脏腑

三十难曰：荣气之行，常与卫气相随不？然：经言人受气于谷[1]，谷入于胃，乃传与五脏六腑，五脏六腑皆受于气[1]。其清者为荣，浊者为卫[2]，荣行脉中，卫行脉外[3]，营周不息[4]，五十而复大会。阴阳相贯，如环之无端[5]，故知荣卫相随也。

【本义】

此篇与《灵枢》第十八篇，岐伯之言同。但"谷入于胃，乃传与五脏六腑，五脏六腑皆受于气"，《灵枢》作"谷入于胃，以传与肺，五脏六腑皆以受气"，为少殊尔。"皆受于气"之"气"，指水谷之气而言。五十而复大会，说见一难中。四明陈氏曰：荣，阴也，其行本迟；卫，阳也，其行本速。然而清者滑利，浊者慓悍，皆非涩滞之体。故凡卫行于外，荣即从行于中，是知其行，常得相随，共周其度。濠南王氏曰：清者，体之上也，阳也，火也，离中之一阴降，故午后一阴生，即心之生血也，故曰清气为荣。浊者，体之下也，阴也，水也，坎中之一阳升，故子后一阳生，即肾之生气也，故曰浊气为卫。地之浊不升，地之清能升，为六阳举而使之上也。云浊气者，总坎之体言之。经云："地气上为云，天气下为雨，雨出地气，云出天气。"此之谓也。愚谓以用而言，则清气为荣者，浊中之清者也，浊气为卫者，清中之浊者也。以体而言，则清之用不离乎浊之体，浊之用不离乎清之体，故谓清气为荣，浊气为卫亦可也。谓荣浊卫清亦可也。纪氏亦云：《素问》曰：荣者，水谷之精气则清，卫者，水谷之悍气则浊。精气入于脉中则浊，悍气行于脉外则清。或问三十二难云：血为荣，气为卫。此则荣卫皆以气言者，何也？曰：经云，荣者水谷之精气，卫者水谷之悍气。又云：清气为荣，浊气为卫。盖统而言之，则荣卫皆水谷之气所为，故悉以气言可也；析而言之，则荣为血，而卫为气，固自有分矣。是故荣行脉中，卫行脉外，犹水泽之于川浍，风云之于太虚也。

【集解】

〔1〕人受气于谷 五脏六腑皆受于气 **草刘三越**曰："愚按'人受气于谷'之'气'，当指荣卫之气也。五脏六腑皆受于'气'，指水谷胃气言也。"

〔2〕清者为荣，浊者为卫 **按**："清"与"浊"二字误倒。气是轻清，安得反谓之浊？**虞庶**曰："详此清浊之义，倒言之为正。恐传写误也。《阴阳应象大论》曰：'清阳实四支，浊阴归六腑，即其义也。'"当据以订正。

〔3〕卫行脉外 **袁崇毅**曰："气血并行，乃名曰脉。其与血相并之气，谓之荣气，故曰营行脉中，其不与血相并独行之气，谓之卫气，故曰卫行脉外。《韵会》：'周回为营。'是周回流转者为营，卫护一身者为卫。"

〔4〕营周不息 **丹波元胤**曰："荣，营同，环周之义也。营，古读如环。"

〔5〕如环之无端 **按**："之"字是衍文，应据《灵枢·营卫生会篇》删。

〖白话解〗

三十问，营气的运行，是否常和卫气相随而行呢？

答：医经上说，人体接受精微之气，是来源于水谷。水谷进入胃中，然后它化生的精微传布到五脏六腑，从而使五脏六腑都能得到营养物质的供应。其中清的称为卫气，浊的称为营气，营气流行在脉中，卫气流行在脉外，在全身里运转不止，一日一夜分别循行五十周次后，再总的会合一次，如此阴阳互相贯通，好像圆环没有头儿一样，因此知道营气和卫气是相随而运行的。

三十一难曰：三焦者，何禀、何生[1]？何始、何终[2]？其

治常在何许？可晓以不？然：三焦者，水谷之道路，气之所终始也[3]。上焦者[4]，在心下，下膈，在胃上口，主内[5]而不出。其治在膻中，玉堂下一寸六分，直两乳间陷者是[6]。中焦者，在胃中脘，不上不下，主腐熟水谷，其治在脐傍。下焦者[7]，当膀胱上口，主分别清浊，主出而不内，以传道也，其治在脐下一寸。故名曰三焦，其腑在气街[8]。

【本义】

人身之腑脏，有形有状，有禀有生。如肝禀气于木，生于水。心禀气于火，生于木之类，莫不皆然。唯三焦既无形状，而所禀所生，则元气与胃气而已。故云水谷之道路，气之所终始也。上焦其治在膻中，中焦其治在脐傍天枢穴，下焦其治在脐下一寸阴交穴。治，犹司也。犹郡县治之治，谓三焦处所也。或云，治作平声读，谓三焦有病，当各治其处，盖刺法也。三焦，相火也。火能腐熟万物，焦从火，亦腐物之气，命名取义，或有在于此欤？《灵枢》第十八篇曰：上焦出于胃上口，并咽以上，贯膈而布胸中，走腋，循太阴之分而行，还至阳明，上至舌下。足阳明常与营卫俱行于阳二十五度，行于阴亦二十五度，一周也。故五十度而复大会于手太阴矣。中焦亦傍胃口，出上焦之后，此所受气者，泌糟粕，蒸津液，化其精微，上注于肺脉，乃化而为血，以养生身，其贵于此，故独得行于经隧，命曰营气。下焦者，别回肠，注于膀胱而渗入焉。故水谷者，常并居于胃中，成糟粕而俱下于大小肠，而成下焦，渗而俱下，济泌别汁，循下焦而渗入膀胱焉。谢氏曰：详《灵枢》本文，则三焦有名无形，尤可见矣。古益袁氏曰：所谓三焦者，于膈膜脂膏之内，五脏五腑之隙，水谷流化之关，其气融会于其间，熏蒸膈膜，发达皮肤分肉，运行四旁，曰上中下，各随所属部分而名之，寔元气之别使也。是故虽无其行，倚内外之形而得名；虽无其实，合内外之

难经 集注白话解

实而为位者也。愚按"其腑在气街"一句，疑错简，或衍。三焦自属诸腑，其经为手少阳与手心主配，且各有治所，不应又有腑也。

【集解】

〔1〕何生　按："生"字误，当作"主"。"生"、"主"形近致误。下文"上焦主内而不出"、"下焦主出而不内"是可证。

〔2〕何始、何终　纪天锡曰："三焦者，禀原气以资始，合胃气以资生，上达胸中而为用，往来通贯，宣布无穷，造化出内，作水谷之道路，为气之所终始也。上焦者，其气自下而上散于胸中，分布熏蒸于皮肤腠理，在纳物而不令出。中焦者，其治在脐旁，其用在胃中脘。中脘者，乃十二经所起会，阴阳□完之处，故曰脘也。三焦者，焦字从火从隹，火之性自下而上。今三焦始于原气，用于中脘，散于膻中，亦如火自下而上也。三焦为原气之别使，主发用气街之气，合水谷之气，而达于四旁，通十二经络。"

〔3〕三焦者，水谷之道路，气之所终始也　袁崇毅曰："此详言三焦之功用，因知不可谓其无形也。当于三十八难、三十九难、六十二难、六十六难参观，自得三焦之真象。"

〔4〕上焦者　加藤宗博曰："上焦卫气，与营气俱外内相贯，周行一身如此，乃上篇谓营卫相随者是也。诸家指上焦为宗气者误。"

〔5〕内　按："内"通"纳"。《荀子·富国》杨注："内读曰纳。"

〔6〕玉堂下一寸六分，直两乳间陷者是　滕万卿曰："玉堂下十四字，疑是古来注语，误入正文中者。"

〔7〕下焦者　《史记·仓公传》正义引"下焦者"下有"在脐下"三字。

〔8〕其腑在气街　徐大椿曰："府，犹舍也，藏聚之义，言其气藏聚于此也。滑氏《本义》以此为错简，非。"草刈三越曰："滑氏谓其腑在气街一句，疑错简或衍，三焦自属诸腑，不应又

92

有其腑。此以府字为六腑之腑故云尔。盖府，聚也，藏也。三焦府与府库之府同。《周礼·天官·疾医》疏曰：'以其受盛，故谓之府。'肠胃者，受盛于水谷糟粕，故谓之府。三焦者，受盛于五脏六腑膏膜脂肉而聚无不藏，故亦命之曰府，犹官府无不纳也。气街者，非气冲一名气街也。《卫气篇》曰：'请言气街，胸气有街，腹气有街，头气有街，胫气有街。'故杨玄操曰：气街者，气之道路也。三焦既是行气之主，故曰府在气街。街，衢也，衢，四达之路也。"

〖白话解〗

三十一问：三焦承受什么？专主什么？它的部位从哪里开始到哪里终止？它的针治，常在什么部位？这些，可以讲明白吗？

答：三焦，是水谷出纳运化的道路，也是人体气机活动的终始。上焦的位置，在心下，向下到横隔膜，在胃上口；它的功能，专主纳入而不排出，它的针治部位在膻中。中焦的位置，在胃中脘，不偏上，不偏下；它的功能，主要是消化饮食物，它的针治部位，在肚脐的两旁。下焦的位置，恰是膀胱上口；它的功能，主要是分别清浊，专主排出而不纳入，故有传导水谷的功用。所有这上中下三部合起来，就叫做三焦。

三十二难曰：五脏俱等，而心肺独在膈上者何也？然：心者血，肺者气[1]。血为荣，气为卫[2]；相随上下，谓之荣卫。通行经络，营周于外[3]，故令心肺在膈上也。

【本义】

心荣肺卫，通行经络，营周于外，犹天道之运于上也。膈者，隔也。凡人心下有膈膜，与脊胁周回相著，所以遮隔浊气，不使上熏心肺也。四明陈氏曰：此特言其位之高下耳。若以五脏德化论之，则尤有说焉。心肺既能以血气生育人身，则此身之父母也，以父母之尊，亦自然居于上矣。《内经》曰：膈肓之上，中有父母。此之谓也。

【集解】

〔1〕心者血，肺者气　《五行大义》卷三引《八十一问》"者"并作"主"。

〔2〕血为荣，气为卫　《五行大义》引《八十一问》作"血行脉中，气行脉外"。

〔3〕通行经络，营周于外　《五行大义》引《八十一问》无"通行"以下八字。**孙鼎宜**曰："外，古文作身。"

〖白话解〗

三十二问：五脏都是相等的，而心、肺两脏的位置，却在膈膜的上面，这是什么道理呢？

答：心主血液循环，肺主周身之气，血行脉中，气行脉外，两者随行周身上下，这称作营卫。它们分别流行于经络之中，运转于躯体之外，所以使得心肺都在横膈的上面。

三十三难曰：肝青象木，肺白象金[1]。肝得水而沉，木得水而浮；肺得水而浮，金得水而沉[2]。其意何也？然：肝者，非为纯木也，乙角也，庚之柔。大言阴与阳，小言夫与妇。释[3]其微阳，而吸其微阴之气，其意乐金。又行阴道多，故令肝得水而沉也。肺者，非为纯金也，辛商也，丙之柔。大言阴与阳，小言夫与妇。释其微阴，婚而就火，其意乐火，又行阳道多，故令肺得水而浮也。肺熟而复沉，肝熟而复浮[4]者，何也？故知辛当归庚，乙当归甲也。

【本义】

四明陈氏曰：肝属甲乙木，应角音而重浊。析而言之，则甲为木之阳，乙为木之阴；合而言之，则皆阳也。以其属少阳，而位于人身之阴分，故为阴中之阳。夫阳者，必合阴。甲乙之阴阳，本自为配合，而乙与庚通，刚柔之道，乙乃合甲之微阳，而反乐金，故吸受庚金微阴之气，为之夫妇。木之性本浮，以其受金之气，而居阴道，故得水而

94

沉也。及熟之，则所受金之气，去乙复归之甲，而木之本体，自然还浮也。肺属庚辛金，应商音而轻清。析而言之，则庚为金之阳，辛为金之阴，合而言之，则皆阴也。以其属太阴，而位于人身之阳分，故为阳中之阴。夫阴者必合阳，庚辛之阴阳，本自为配合，而辛与丙通，刚柔之道，辛乃合庚之微阴，而反乐夫火，故就丙火之阳，为之夫妇。金之性本沉，以其受火之气，炎上而居阳道，故得水而浮也。及熟之，则所受火之气，乃去辛复归之庚，而金之本体，自然还沉也。古益袁氏曰：肝为阴木，乙也。肺为阴金，辛也。角商各其音也。乙与庚合，丙与辛合，犹夫妇也。故皆暂舍其本性而随夫之气习，以见阴阳相感之义焉。况肝位膈下，肺居膈上。上阳下阴，所行之道，性随而分，故木浮而反肖金之沉，金沉而反肖火之上行而浮也。凡物极则反，及其经制化变革，则归根复命焉。是以肝肺熟而各肖其木金之本性矣。纪氏曰：肝为阴中之阳，阴性尚多，不随于木，故得水而沉也。肺为阳中之阴，阳性尚多，不随于金，故得水而浮也。此乃言其大者耳。若言其小，则乙庚丙辛，夫妇之道也。及其熟而沉浮反者，各归所属，见其本性故也。周氏曰：肝畜血。血，阴也，多血少气，体凝中窒。虽有脉络内经，非玲珑空虚之比，故得水而沉也。及其熟也，濡而润者，转为干燥。凝而窒者，变为通虚，宜其浮也。肺主气。气，阳也，多气少血，体四垂而轻泛，孔窍玲珑，脉络旁达，故得水而浮也。熟则体皆揪敛，孔窍窒寔，轻舒者变而紧缩，宜其沉也。斯物理之当然，与五行造化默相符合耳。谢氏曰：此因物之性而推其理也。愚谓肝为阳，阴中之阳也。阴性尚多，故曰微阳。其居在下，行阴道也。肺为阴，阳中之阴也。阳性尚多，故曰微阴。其居在上，行阳道也。熟则无所乐而反其本矣，何也？物熟而相交之气散也。

【集解】

〔1〕肝青象木，肺白象金　孙一奎曰："肺虽属金，而位处膈上，行阳道多，且其经为手太阴，主乎气。以体而言，金也，以用而言，气也，而又属手经，故浮。肺热，则手经之气去，而金之体独存，故热则沉也。肝虽属木，而位处膈下，行阴道多，且其经为足厥阴，主乎血，以体而言，木也，以用而言，血也，而又属足经，故沉。肝热，则足经之血去，而木之体独存，故热则浮也，返本之义也。"

〔2〕肝得水而沉，木得水而浮；肺得水而浮，金得水而沉　袁崇毅曰："肺家多气故浮，肝家多血故沉。其所谓得水者，内景之津液也。"张寿颐曰："此言肝于五行，比德于木，则木之气疏达，理当浮而在上，何以肝之部位，反沉而在下？肺于五行，比德于金，则金之性肃静，理当沉而在下，何以肺之部位，反浮而在上？此以五行之本质而言，固一疑窦，发问之理，颇为新颖。然谓肝得水而沉，肺得水而浮，则得水二字，反觉无谓。答问则以肝肺之情性为解，体用各有至理，不专在金木二字上着想。肝之体用，不仅在合德于木一层，故曰'非为纯木'。即以木而言，于五音为角，角之音重以浊，已有沉而在下之义；又木旺于春，由阴而初出于阳，阴气尚盛，阳气犹微，为阴中之少阳，故曰'微阳'。又曰'阴道多'是为沉而在下之真旨，况肝之为脏，体本沉重，此其所以沉而居下者也。肝之体用，不仅在于合德于金之一层，即以金而言，于五音为商，商之音轻以清，已有浮而在上之义，又金旺于秋，由阳而初入于阴，阳气尚盛，阴气犹微，为阳中之少阴，故曰'微阴'。又曰'阳道多'是为浮而在上之真旨，况肺之为脏，体本轻清，此其所以浮而居上者也。"

〔3〕释　孙鼎宜曰："'释'读曰'绎'。《汉书·黄霸传》注：'绎谓抽引而出也。'"

〔4〕肺熟而复沉，肝熟而复浮　《难经集注》"熟"作"热"。徐大椿曰："肺气热则清气下坠，肝气热则相火上升。"张

寿颐曰："肺有热，则清肃之令不行，故失其轻扬之本性而为沉重。肝有热，则木火之焰上灼，故失其沉潜之本性而反升浮。"

〖白话解〗

三十三问：肝为青色，比象于木；肺为白色，比象于金。肝入水会下沉，但木在水里却是浮的，肺入水会上浮，但金在水里却是沉的。这里面的意义，将怎样来解释呢？

答：肝不是单纯的木，它在十天干中属于阴性的乙木，在五音之中属于角音，是和阳性的庚金相配。从大处说，是阴阳的互根，从小处说，是夫妇的配合。乙木消散了它微弱的阳气，而吸收了庚金的微弱阴气，由于乐意从金而带有金性，金旺于秋，所行的阴道较多，阴性向下，所以使得肝在水里就要下沉了。

肺不是单纯的金，它在十天干中属于阴性的辛金，在五音之中属于商音，是和阳性的丙火相配。从大处说，是阴阳的互根，从小处说，是夫妇的配合。辛金消散了它微弱的阴气，婚配于丙火。由于乐意从火而带有火性，火旺于夏，所行的阳道较多，阳性向上，所以使得肺在水里就会上浮了。

肺热则清肃之令不行，又会下沉，肝热则木火之性太燔，又会上浮，那又是什么道理呢？因此可知，辛金仍当归并于庚金，恢复了金质下沉的本性；乙木仍当归并于甲木，恢复了本质上浮的本性。

三十四难曰：五脏各有声色臭味[1]，皆可晓知以不[2]？然：十变[3] 言，肝色青，其臭臊，其味酸，其声呼，其液泣[4]；心色赤，其臭焦，其味苦，其声言[5]，其液汗；脾色黄，其臭香，其味甘，其声歌，其液涎；肺色白，其臭腥，其味辛，其声哭，其液涕[6]；肾色黑，其臭腐，其味咸，其声呻，其液唾。是五脏声色臭味也。

【本义】

此五脏之用也。声色臭味下，欠液字。肝色青，臭臊，木化也；呼，出木也；味酸，曲直作酸也；液泣，通乎目也。心色赤，臭焦，火化也；言，扬火也；味苦，炎上作苦也；液汗，心主血，汗为血之属也。脾色黄，臭香，土化也；歌，缓土也；一云脾神好乐，故其声主歌；味甘，稼穑作甘也；液涎，通乎口也。肺色白，臭腥，金化也；哭，惨金也；味辛，从革作辛也；液涕，通乎鼻也。肾色黑，臭腐，水化也；呻，吟诵也，象水之声；味咸，润下作咸也。液唾，水之属也。四明陈氏曰：肾位远，非呻之，则气不得及于息，故声之呻者，自肾出也。然肺主声，肝主色，心主臭，脾主味，肾主液，五脏错综，互相有之，故云十变也。

【集解】

〔1〕五脏各有声色臭味　马氏《难经正义》引王三旸云："前后'声色臭味'下皆当有'液'字。"**按**：据下文肝之"其液泣"、心之"其液汗"、脾之"其液涎"，肺之"其液涕"、肾之"其液唾"则液字当补。**滕万卿曰**："按以声色臭味液，配当五脏，其义有二焉。如第四十九难所言五邪病，谓肺主五声，肝主五色，心主五臭，脾主五味，肾主五液，综合言之。如此篇，则五物分配于各脏，交错言之。凡脏有五，病或一脏独病，或二三脏并病，各缘其所主五物，以知病从何脏传来，古之义也。盖审其治病之旨，则五色皆治其经本行，五臭治其母行，五味治其所不胜行，五声治其所胜行，五液治其子行。"

〔2〕皆可晓知以不　《难经集注》无"皆"字。**按**："皆知"二字衍。以二十三难、三十一难、三十七难"可晓以不"句律之可证。

〔3〕十变　**滕万卿曰**："十变，古书篇目。"**按**：本经引十变者凡三见，即三十四难、六十三难、六十四难。

〔4〕其液泣　《素问·宣明五气篇》"泣"作"泪"。

〔5〕其声言　**按**："言"应作"笑"。言则寻常之语言，与肝之"呼"、脾之"歌"、肺之"哭"、肾之"呻"字义不类。

98

《素问·阴阳应象大论》"心在声为笑"应据改。

〔6〕其液涕　按：《列子·汤问》释文："涕，目汁也。"与肺无涉。"涕"应作"洟"。汉隶从弟从夷文字，往往无别。《礼记·内则》："不敢唾洟。"释文："涕本作洟"，可证。《一切经音义二》引《三苍》："洟，鼻液也。"

五脏有七神[1]，**各何所藏耶？然：脏者，人之神气所舍藏也。故肝藏魂**[2]、**肺藏魄**[3]、**心藏神、脾藏意与智、肾藏精与志也。**

【本义】

脏者，藏也，人之神气藏于内焉。魂者，神明之辅弼也，随神往来谓之魂。魄者，精气之匡佐也，并精而出入者谓之魄。神者，精气之化成也，两精相薄谓之神。脾主思，故藏意与智。肾者作强之官，伎巧出焉，故藏精与志也。此因五脏之用，而言五脏之神，是故五用著于外，七神蕴于内也。

【集解】

〔1〕五脏有七神　**草刘三越**曰："按《内经》五脏之所藏唯五神，今云七神者，脾者，阴中之至阴，肾者，阴中之太阴，阴数偶，脾肾各藏二神，故曰七神。"

〔2〕肝藏魂　**丹波元胤**曰："魂既属天，天为阳，阳主善，尚左，故居肝，在东方本位。"

〔3〕肺藏魂　**丹波元胤**曰："魄既属地，地为阴，阴主恶，尚右，故居肺，在西方本位。"

〖白话解〗

三十四问：五脏各有所主的声、色、气、味、液，可以讲明白吗？

答：《十变》书中说：肝所主的颜色是青的，它的气为臊气，它的味为酸味，它的声音为呼叫，它所化生的液体为泪。

心所主的颜色是赤的，它的气为焦气，它的味为苦味，它的声音为笑，它所化生的液体为汗。

脾所主的颜色是黄的，它的气为香气，它的味为甜味，它的声音为歌唱，它所化生的液体为涎。

肺所主的颜色是白的，它的气为腥气，它的味为辣味，它的声音为哭泣，它所化生的液体为涕。

肾所主的颜色是黑的，它的气为腐气，它的味为咸味，它的声音为呻吟，它所化生的液体为唾，这些就是五脏所主的声音、颜色、臭气、味道和液体。

五脏中藏有七种名称的神，各脏所藏的是那一种神呢？

答：脏是神气所藏的处所。那就是肝藏魂、肺藏魄、心藏神、脾藏意和智，肾藏精和志。

三十五难曰：五脏各有所，腑皆相近，而心、肺独去大肠、小肠远者[1]，何也？然：经言心荣肺卫，通行阳气[2]，故居在上；大肠、小肠传阴气[3]而下，故居在下。所以相去而远也。

【本义】

心荣肺卫，行阳气而居上，大肠小肠传阴气而居下，不得不相远也。

【集解】

〔1〕心、肺独去大肠、小肠远者　**玄医**曰："心主荣，肺主卫，荣卫运身表而如天道，故在上；大小肠主传导而如地道，故居下，不得不相远也。"**滕万卿**曰："心肺主血气，以行十二经络，不居至高之位，则何缘致令于一身哉！大小肠虽为其腑，然其所职者，传送糟粕，泌别水液，不居至下之地，则何能导气于二阴哉！所谓阴阳二气，即指血气与二便，非气为阳、血为阴之谓也。"

〔2〕阳气　**加藤宗博**曰："按阳气言水谷精微，化为荣卫。"

〔3〕阴气　**加藤宗博**曰："阴气言水谷糟粕，传于下焦者也。"

又诸腑者，皆阳也，清净之处。今大肠、小肠、胃与膀胱，皆受不净，其意何也？

【本义】

又问：诸腑既皆阳也，则当为清净之处。何故大肠、小肠、胃与膀胱皆受不净耶？

然：诸腑者，谓是，非也[1]。经言小肠者，受盛之腑也；大肠者，传泻行道之腑[2]也；胆者，清净之腑也；胃者，水谷之腑也；膀胱者，津液之腑也。一腑犹无两名[3]，故知非也。小肠者，心之腑；大肠者，肺之腑；胆者，肝之腑；胃者，脾之腑；膀胱者，肾之腑。

【本义】

谓诸腑为清净之处者，其说非也。今大肠、小肠、胃与膀胱，各有受任，则非阳之清净矣。各为五脏之腑，固不得而两名也。盖诸腑体为阳，而用则阴，经所谓浊阴归六腑是也。云诸腑皆阳，清净之处，唯胆足以当之。

【集解】

〔1〕谓是，非也　山田业广引刘绍翁曰："言清净之处，谓诸腑为皆是，则非也，唯胆之一腑为尔耳。"

〔2〕传泻行道之腑　《周礼·天宫·疾医》贾疏引无"传泻"二字。《素问·灵兰秘典论》作"传道"近是。

〔3〕一腑犹无两名　张寿颐曰："一腑犹无两名，故知非也两句，不成文字，不知其命意何在？"

小肠谓赤肠[1]，大肠谓白肠[1]，胆者谓青肠[1]，胃者谓黄肠[1]，膀胱者谓黑肠[1]，下焦之所治[2]也。

【本义】

此以五脏之色，分别五腑，而皆以肠名之也。下焦所治一句，属膀胱，谓膀胱当下焦所治，主分别清浊也。

难经
集注白话解

【集解】

〔1〕肠 《难经章句》"肠"作"府"。**孙鼎宜**曰："五'府'字通误作'肠'。"

〔2〕下焦之所治 **草刈三越**曰："下焦之所治也一句，前因于三十一难'下焦者，当膀胱上口，主分别清浊'。故滑氏曰：'下焦所治一句属膀胱也。'又《营卫生会篇》因于下焦之所出考之，胃下口以下，大小膀胱六腑，皆下焦之所治也，然理并行不悖者也。"**刘绍翁**曰："《本义》'下焦所治'一句，属膀胱。此说不可从。"

〖白话解〗

三十五问：五脏各有一定的部位，与其所相合的腑，都比较接近。但心肺两脏距其相合的小肠、大肠两腑却比较远，是什么道理呢？

答：医经上说：心主营，肺主卫，两者俱有通行阳气的功能，因此位居膈上。大肠、小肠是传导浊阴之气而下行的，因此位居膈下。所以它们的距离就比较远了。

又各腑都属于阳，当是清净的所在，而实际上大肠、小肠、胃和膀胱都是受纳秽浊不净之物，它的意义又是什么呢？

答：各腑皆属于阳，这是对的。若把它们都称为清净之处，是不对的。医经上说，小肠是接受腐熟的水谷之腑，大肠是传泻糟粕之腑，胆是清净不浊之腑，胃是受纳和消化饮食物之腑，膀胱是蓄藏水液之腑。属于腑的性质和功能，应该没有两样的名称。但它的功能不同，如果都称为清净之处，那就不对了。

根据五脏所主的颜色，小肠叫做赤肠，大肠叫做白肠，胆叫做青肠，胃叫做黄肠，膀胱叫做黑肠，所有这些腑都是属于下焦之气所管理的。

三十六难曰：脏各有一耳[1]，肾独有两者[2]，何也？然：肾两者，非皆肾也，其左者为肾，右者为命门[3]。命门者，诸

102

神精之所舍[4]，原气之所系也，男子以藏精，女子以系胞。故知肾有一也[5]。

【本义】

肾之有两者，以左者为肾，右者为命门也。男子于此而藏精，受五脏六腑之精而藏之也。女子于此而系胞，是得精而能施化，胞，则受胎之所也。原气，谓脐下肾间动气，人之生命，十二经之根本也。此篇言非皆肾也。三十九难亦言左为肾，右为命门。而又云其气与肾通，是肾之两者，其实则一尔。故项氏《家说》引沙随程可久曰：北方常配二物，故惟坎加习，于物为龟为蛇，于方为朔为北，于大玄为罔为冥。《难经》曰：脏有一，而肾独两。此之谓也。此通三十八、三十九难诸篇。前后参考，其义乃尽。

【集解】

〔1〕脏各有一耳　《圣济经》卷二第四吴注引"脏各"作"各脏"。

〔2〕肾独有两者　《五行大义》卷三引《八十一问》"独"下无"有"字。**马莳曰**："肾之为两者，非皆曰肾，其左者为肾而属水，其右者为命门而属火。此命门者，诸脏神精之所舍，原气之所系也。原气者，即肾间动气也，十二经之根本也。男子得此命门而精有所藏，女子得此命门而胞有所系，则此命门者，殆与左肾为相对矣，故知肾之所以有二也。"

〔3〕其左者为肾，右者为命门　**袁崇毅曰**："肾具阴静之性，生水行水之外，别无热性，所以能蒸化精经髓脑者，俱命门之火所为也。上古统指为肾，中古以其外通命门穴，故别其名，亦曰命门。谓命门为相火，系对心脏君火而言。然而实居两肾之间，并非右肾。此以右肾言者，盖古时尚阴阳，越人创左肾右命之说，即寓左水右火之意。"

〔4〕诸神精之所舍　**按**："诸"是误字，应作"谓"。"神精"应据三十九难乙作"精神"。《五行大义》卷三引《八十一问》"舍"作"会"。

〔5〕故知肾有一也　　滕万卿曰：“肾一脏中，寓阴阳二气，虽有两枚，然其气相通，固一水脏，唯使后人知阴中有命门之阳已。”

〖白话解〗

三十六问：五脏各只有一个，独有肾脏是两枚，这是什么道理呢？

答：肾脏有两枚，并不是都称为肾，在左边的称为肾，在右边的称为命门。命门，是全身精气和神气所在的地方，也是原气所维系的地方，男子用以蓄藏精气，女子用以维系胎胞，因此知道肾脏仍只有一个。

三十七难曰：五脏之气，于何[1]发起，通于何许[2]，可晓以不[3]？然：五脏者，当上关于九窍[4]也。故肺气通于鼻，鼻和[5]则知香臭矣；肝气通于目，目和[5]则知黑白矣[6]；脾气通于口，口和[5]则知谷味矣[7]；心气通于舌，舌和[5]则知五味矣；肾气通于耳，耳和[5]则知五音矣[8]。

【本义】

谢氏曰：本篇问五脏之气于何发起，通于何许，答文止言五脏通九窍之义，而不及五脏之发起，恐有缺文。愚按五脏发起，当如二十三难流注之说。上关九窍，《灵枢》作七窍者是，下同。

【集解】

〔1〕于何　　按：“于何”犹言“从何”。“于”训“从”，见《助字辨略》。

〔2〕于何发起，通于何许　　徐大椿曰：“发起，言其本之所出。通，言其气之所注。”

〔3〕可晓以不　　孙鼎宜曰：“当作‘可以晓不’。”

〔4〕当上关于九窍　　按：“当”应作“常”。“九”应作“七”。可据《灵枢·脉度》改。张寿颐曰：“此节本《甲乙经》

104

一卷《五脏六腑篇》之文。但今本《甲乙》文同《难经》而无'五脏常上关于七窍'一句，不如《灵枢》为长。"

〔5〕鼻和 目和 口和 舌和 耳和　徐大椿曰："鼻和、目和五项，经作肺和肝和，蕴脏气和则七窍应，以见上关之故。若云鼻和和目和，则七窍岂能自和，此又与发问之意不相顾矣。"

〔6〕目和则知黑白矣　按："知"字蒙上误。《灵枢·脉度》"知"作"能辨"。《甲乙》卷一"知黑白"作"视五色"。

〔7〕口和则知谷味矣　《甲乙》"知"作"别"。草刈三越曰："按谷味与五味有辨。知谷味者甘其食，知五味者，能分其味也。"

〔8〕耳和则知五音矣　《灵枢》、《甲乙》"知"并作"闻"。

五脏不和，则九窍不通；六腑不和，则留结为痈[1]。

【本义】

此二句，结上起下之辞。五脏阴也，阴不和则病于内；六腑阳也，阳不和则病于外。

【集解】

〔1〕五脏不和，则九窍不通；六腑不和，则留结为痈　滕万卿曰："五脏者，内藏神气而外阅九窍，故多无形之病；六腑者，传谷物而外养肌肉，故多有形之病，谓在脏九窍不通，在腑留结为痈，可见形之与神，病各有则焉。"

邪在六腑，则阳脉不和；阳脉不和，则气留之；气留之则阳脉[1]**盛矣。邪在五脏，则阴脉不和；阴脉不和，则血留之，血留之则阴脉**[1]**盛矣。阴气太盛，则阳气不得相营也，故曰格**[2]**。阳气太盛，则阴气不得相营也，故曰关**[2]**。阴阳俱盛不得相营也，故曰关格**[3]**，关格者，不得尽其命而死矣。**

【本义】

此与《灵枢》十七篇文大同小异。或云，二十八难"其受邪气，畜则肿热，砭射之也"十二字，当为此章之结语。盖阴阳之气太盛而至于关格者必死。若但受邪气畜，则宜砭射之。其者，指物之辞，因上文六腑不和，及邪在六腑而言之也。

【集解】

〔1〕阳脉 阴脉　《灵枢·脉度》、《甲乙》卷一"阳脉"并作"阳气"。下"血留之"之"阴脉"并作"阴气"。

〔2〕格关　按："格"、"关"二字误倒，应据《灵枢·脉度》乙正。丁锦谓"关向误格字、格向误关字"。其实并非误字，只是误倒耳。

〔3〕阴阳俱盛不得相营也，故曰关格　滕万卿曰："脏皆属阴，而其精上达为常；腑俱属阳，而其气下行为常。若有所不和，则气血分，偏虚偏实，至其太盛，则遂为关格之变。格，是腑将失常而反上逆，使所受水谷，格拒噎塞；关，是脏既废职，精气下坠，故二便闭而不通。则所谓关格者，孤阴独阳之病，殊无回旋之生意者必矣。"

经言，气独行于五脏[1]，不营于六腑者，何也？然：夫气之所行也[2]，如水之流，不得息也。故阴脉营于五脏，阳脉营于六腑，如环无端，莫知其纪，终而复始，其不覆溢[3]，人气内温于脏腑[4]，外濡于腠理。

【本义】

此因上章营字之意，而推及之也。亦与《灵枢》十七篇文大同小异。所谓气独行于五脏，不营于六腑者，非不营于六腑也。谓在阴经则营于五脏，在阳经则营于六腑。脉气周流，如环无端，则无关格覆溢之患，而人之气，内得以温于脏腑，外得以濡于腠理矣。四明陈氏曰：腑有邪，则阳脉盛；脏有邪，则阴脉盛。阴脉盛者，阴气关于下；阳脉盛者，阳气格于上，然而未至于死。阴阳俱盛，则既关且格，格则吐而食不下；关则二阴闭，不得大小便而死矣。脏腑气和而相营，阴不覆，阳不溢，又何关格之有。

【集解】

〔1〕气独行于五脏　徐大椿曰："营卫通行脏腑，并无行脏不行腑之说，此段问答，盖引《灵枢·脉度篇》文，而误解其义。所谓气者，指跷脉之气，所谓行脏不营腑者，以岐伯专明阴跷之起止，而不及阳跷，故疑而发问。今除去跷脉一段，则所谓气者何气？所谓行五脏不营六腑，又何所指？"邹汉璜曰："血由冲布，以渗于孙络，而注于大经。故《脉度篇》黄帝有气行于五脏之间。然腑亦受中焦之营，而沉注周身，不止冲脉之为也。"

〔2〕夫气之所行也　《难经集注》无"夫"字。

〔3〕其不覆溢　《古本难经阐注》"其"作"而"。丁锦曰："阴脉者，三阴脉也；阳脉者，三阳脉也。循环不已，行于五脏六腑而不覆溢者，谓不倾而不满也。'覆溢'二字，并非寸口之覆溢。旧注指十八难之覆溢脉，大误。"

〔4〕人气内温于脏腑　《灵枢·脉度》"温"作"溉"。

〖白话解〗

三十七问：五脏的精气，从哪里出发，达到什么地方，可以讲明白吗？

答：五脏的机能活动，经常联系到头面的七窍。所以肺的精气上通于鼻，鼻的功能正常，就能辨别气味的香臭；肝的精气上通于眼，眼的功能正常，就能察看颜色的黑白；脾的精气上通于口，口的功能正常，就能尝辨五谷的滋味；心的精气上通于舌，舌的功能正常，就能辨别酸、苦、甘、辛、咸等五味；肾的精气上通于耳，耳的功能正常，就能分辨角、徵、宫、商、羽等五音。五脏的功能失常，就会导致七窍不通，六腑的功能失常，就会使气血留滞郁结而发为痈疡。

病邪侵袭到六腑，就会导致阳脉失调，阳脉失调，就会使气行留滞，气行流通不畅，就会使阳脉偏盛。病邪侵袭到五脏，就会导致阴脉失调，阴脉失调，就会使血行留滞，血行流通不畅，就会使阴脉偏盛。阴脉之气过于旺盛，使阳脉之气不得相互营运，就叫做关；阳脉之气过于旺盛，使阴脉之气不得相互营运，就叫做格。如果阴阳二气都偏盛了，使阴阳内外之间不能相互营运，就叫做关格。有了关格现象，就不能活到应享的寿命而早亡。

医经上说：精气只能流行于五脏，而不能营运到六腑，这是什么道理呢？

答：精气的运行，像水的流动一样，是没有一刻息止的，所以阴脉的精气营运于五脏，阳脉的精气却营运于六腑，像圆环一样没有起止点，也无法计算它流转的次数，总是周而复始地循环着，那流畅充盈之气，在内是温养五脏六腑，在外是濡润肌表皮肤。

三十八难曰：脏唯有五，腑独有六者[1]，何也？然：所以腑有六者，谓三焦也。有原气之别焉[2]，主持诸气，有名而无形，其经属手少阳。此外府也[3]，故言腑有六焉。

【本义】

三焦主持诸气，为原气别使者，以原气赖其导引，潜行默运于一身之中，无或间断也。外府，指其经为手少阳而言。盖三焦外有经而内无形，故云。详见六十六难。

【集解】

〔1〕腑独有六者　**马莳**曰："三焦为外府，所以得名为六腑。盖人有肾间动气，即原气也，三焦合于右肾，为原气之别使焉，别之为义，对正而言，肾为原气之正，三焦为原气之别，以见其均为重也。自其分而言，主持吾身之诸气；自其体而言，则有名而无形；自其经而言，则属手之少阳，而为心包络之府，唯其外有经而内无形，此所以不为内府而为外府也。"

〔2〕有原气之别焉　**按**："别"下似脱"使"字，应据六十六难补。

〔3〕此外府也　**纪天锡**曰："一经应一腑，岂有内腑外腑之名。今本经言其经属手少阳，此外腑也者，是言五脏与腑配合之外，则有此一腑，其经名曰手少阳，此配合之外一府耳，故曰此

外腑也。"滕万卿曰："三焦者，虽非正腑。然诸腑非藉其气，则不能以为出纳运化之用焉。惟其非正腑，故熏蒸肓膜之内，游行腑脏之间，宛如外郭然，故谓外府。《灵枢》谓之孤府，亦与此义同。滑注'三焦外有经而内无形，故曰外府'。非是。"

〖白话解〗

三十八问：属脏的器官只有五个，属腑的器官却有六个，这是什么原因呢？

答：腑的器官，所以有六，是说其中有三焦在内的。三焦具有原气之别使的作用，主持周身脏腑经脉等所有的气化活动，是只有名称而没有形态的，它的经脉是属于手少阳经，这是五腑之外的一个腑，所以说腑有六个。

三十九难曰：经言腑有五，脏有六者，何也？然：六腑者，正有五腑[1]也。五脏亦有六脏[2]者，谓肾有两脏也。其左为肾，右为命门。命门者，精神之所舍[3]也；男子以藏精，女子以系胞，其气与肾通。故言脏有六也[4]。腑有五者，何也？然：五脏各一腑，三焦亦是一腑，然不属于五脏，故言腑有五焉。

【本义】

前篇言脏有五，腑有六。此言腑有五，脏有六者，以肾之有两也。肾之两，虽有左右命门之分，其气相通，实皆肾而已。腑有五者，以三焦配合手心主也。合诸篇观之，谓五脏五腑可也，六脏六腑亦可也。

【集解】

〔1〕正有五腑　按：丁锦本"正"作"止"。"止"误"正"，古书时有此例，《庄子·应帝王》："萌乎不震不正。"释文："正本作止。"《荀子·儒效》："有所正矣。"杨注："正当为止。"并其例。"止"有"仅"义。

〔2〕五脏亦有六脏者　按："六脏"之"脏"字衍。《太素》

卷十一《本输》杨注引无"脏"字。**又按**："亦有"犹云"又谓"。《文选》曹植《箜篌引》："知命亦何忧。"《曹集》作"复何忧","复"与"又"同义。"有"作"谓"解，见《古书虚字集释》卷二。

〔3〕精神之所舍　　《难经集注》本、《难经经释》本"精神"上并有"谓"字。

〔4〕故言脏有六也　　徐大椿曰："言命门气虽通于肾，而实则非肾，故不与肾同为一脏也。"

〖白话解〗

三十九问：医经上说：腑的器官只有五个，脏的器官却有六个，是什么道理呢？

答：所说的六腑，其实就只有五腑。五脏也有称它六脏的，就是因为肾有两脏，在左边的是肾，在右边的是命门。命门，是全身精气和神气所居住的地方，男子用来蓄藏精气，女子用来维系胎胞，其气与肾相通，因此说脏有六个。

至于六腑为什么说只有五腑呢？

答：五脏各有与它配合的一腑，三焦虽然也称为一腑，但并不和五脏相配，所以说只有五腑。

四十难曰：经言，肝主色[1]，心主臭[2]，脾主味[3]，肺主声[4]，肾主液[5]。鼻者，肺之候，而反知香臭；耳者，肾之候，而反闻声。其意何也？然：肺者，西方金也，金生于巳[6]，巳者南方火，火者心，心主臭，故令鼻知香臭；肾者，北方水也，水生于申[6]，申者西方金，金者肺，肺主声，故令耳闻声。

【本义】

四明陈氏曰：臭者心所主，鼻者肺之窍，心之脉上肺，故令鼻能知香臭也。耳者肾之窍，声者肺所主，肾之脉上肺，故令耳能闻声也。愚按越人此说，盖以五行相生之理而言，且见其相因而为用也。

【集解】

〔1〕肝主色　莫文泉曰："阳气者，升于东，升者，阳之始也。尚被阴蒙，不得遽出，蕴藉于中而征于外，则为色。东位肝，故肝主色。"

〔2〕心主臭　莫文泉曰："阳气者，极于南，极者，阳之泄也。盛阳充满，发越于上而为臭。南位心，故心主臭。"

〔3〕脾主味　莫文泉曰："阳气者，利于中央，利者，阴阳平。阳主气，阴主质，气与质合而味生焉。中央位脾，故脾主味。"

〔4〕肺主声　莫文泉曰："阳气者，衰于西，阳消则阴长，阳不胜阴，反受其烁，则震荡而不靖，于是乎有声。西位肺，故肺主声。"

〔5〕肾主液　莫文泉曰："阳气者，伏于北，伏者团聚而不散，则酿之蒸之而液生焉。北位肾，故肾主液。"

〔6〕金生于巳　水生于申　叶霖曰："此以五行生长之法推之，木长生于亥，火长生于寅，金长生于巳，水长生于申。心主臭，火也，肺开窍于鼻而有巳火，故能知臭；肺主声，金也，肾开窍于耳而有申金，故能闻声。"

〖白话解〗

四十问：医经上说：肝主色、心主气、脾主味、肺主声、肾主液。那么鼻为肺之窍，是肺的外候，肺主声，但它反而只能辨别香臭；耳为肾之窍，是肾的外候，肾主液，但它反而只能听察声音，它的意义，究竟是什么呢？

答：肺属于西方的金，按五行消长的规律，金是生于巳的，巳属南方火，火比象于心，因为心主臭，所以使肺窍的鼻，能够有辨别香臭的功能了；肾属于北方的水，按五行消长的规律，水是生于申的，申属西方金，金比象于肺，因为肺主声，所以使肾窍的耳，能够有听察声音的功能了。

四十难

四十一难曰：肝独有两叶，以何应也[1]？然：肝者，东方木也。木者，春也。万物始生，其尚幼小[2]，意无所亲，去太阴尚近，离太阳不远[3]，犹有两心[4]，故有两叶[5]，亦应木叶也。

【本义】

四明陈氏曰：五脏之相生，母子之道也。故肾为肝之母，属阴中之太阴，心为肝之子，属阳中之太阳。肝之位，切近乎肾，亦不远乎心也。愚谓肝有两叶，应东方之木，木者，春也，为物始生，草木甲坼，两叶之义也。越人偶有见于此，而立为论说，不必然，不必不然也。其曰太阴、太阳，固不必指脏气及月令而言。但隆冬为阴之极，首夏为阳之盛，谓之太阴、太阳，无不可也。凡读书要须融活，不可滞泥。先儒所谓以意逆志，是谓得之，信矣。后篇谓肝左三叶，右四叶。此云两叶，总其大者尔。

【集解】

〔1〕以何应也　按："以"有"此"义。《尔雅·释访》训"已"为"此"。"以"、"已"古同，故"以"可训"此"。**徐大椿**曰："何应，谓其义何所应也。"

〔2〕万物始生，其尚幼小　**徐大椿**曰："言物皆生于春，其体皆幼。肝应乎其时，得万物初生之本，非谓春时肝始生也。"

〔3〕去太阴尚近，离太阳不远　**滕万卿**曰："肝比诸他脏，犹有幼稚之象。太阴者湿土，即谓脾；太阳者寒水，即谓肾。脾气健则肝血能收，肾精固则木气舒达，譬犹木藉培育于土，资滋润于水焉。何者？肝已为幼小，则谓太阴太阳者，父母之谓也。越人视治肝病，特有深意者如此。"

〔4〕犹有两心　**丁德用**曰："犹有两心者，为离太阳，恋太阴，有此离恋，故言两心也。"

〔5〕两叶　**张寿颐**曰："肝应乎木，如谓像草木甲坼之初，萌生两叶，想象之词。"

〖白话解〗

四十一问：肝脏独生有两叶，这是和什么事物相应的？

答：肝脏属于东方的木，木属于春，这时万物开始萌芽生长，它还是幼小的，好像没有什么接近的。当时的气候，离开冬季尚近，距离夏季不远，介于冬夏之间，像有两心一样。所以肝有两叶，是和草木幼苗，由一粒种子分裂为两叶的现象相应的。

四十二难曰：人肠胃长短，受水谷多少，各几何？然：胃大一尺五寸，径五寸，长二尺六寸，横屈[1]受水谷三斗五升，其中常留谷[2]二斗，水一斗五升。小肠大二寸半，径八分分之少半，长三丈二尺[3]，受谷二斗四升，水六升三合合之大半。回肠大四寸，径一寸半[4]，长二丈一尺，受谷一斗，水七升半。广肠大八寸，径二寸半[5]，长二尺八寸，受谷九升三合八分合之一。故肠胃凡长五丈八尺四寸，合受水谷八斗七升六合八分合之一[6]，此肠胃长短，受水合之数也。

【本义】

回肠，即大肠。广肠，肛门之总称也。

【集解】

〔1〕横屈　按：《史记·仓公传》正义引"横屈"作"横尺"是。以同身寸之法量之，两乳之间，以八寸计，则胃在膈下，其横处之受盛部位，正合尺许。

〔2〕其中常留谷　《千金》卷十六《胃腑脉论》"常"作"当"。

〔3〕长三丈二尺　《千金》卷十四《小肠腑脉论》"三丈"作"二丈"。

〔4〕径一寸半　《甲乙》卷二第七作"径一寸寸之少半"，与《千金》卷十八《大肠腑脉论》校正引《难经》合。《史记·项羽本纪》韦注："凡数三分有二为大半，一为少半。"

〔5〕径二寸半　按："二寸"下脱"寸之少"三字，应据《甲乙》卷二第七补。

〔6〕合受水谷八斗七升六合八分合之一　《甲乙》卷二第七作"受水谷九斗二升一合合之大半"。

　　肝重二斤四两[1]，左三叶，右四叶，凡七叶，主藏魂。心重十二两，中有七孔三毛，盛精汁三合，主藏神。脾重二斤三两，扁广[2]三寸，长五寸，有散膏半斤，主裹血，温五脏，主藏意[3]。肺重三斤三两，六叶两耳，凡八叶，主藏魄。肾有两枚，重一斤一两，主藏志[4]。胆在肝之短叶间[5]，重三两三铢，盛精汁三合。胃重二斤二两[6]，纡曲屈伸[7]，长二尺六寸，大一尺五寸，径五寸，盛谷二斗，水一斗五升。小肠重二斤十四两，长三丈二尺，广二寸半，径八分分之少半，左回叠积[8]十六曲，盛谷二斗四升，水六升三合合之大半。大肠重二斤十二两，长二丈一尺，广四寸，径一寸，当脐右回[9]十六曲，盛谷一斗，水七升半。膀胱重九两二铢，纵广九寸，盛溺九升九合。口广二寸半，唇至齿，长九分。齿以后至会厌，深三寸半，大容五合。舌重十两，长七寸，广二寸半。咽门重十二两[10]，广二寸半，至胃长一尺六寸。喉咙重十二两，广二寸，长一尺二寸，九节。肛门重十二两，大八寸，径二寸大半，长二尺八寸，受谷九升三合[11]八分合之一。

【本义】

　　此篇之义，《灵枢》三十一、三十二篇皆有之，越人并为一篇，而后段增入五脏轻重，所盛所藏。虽觉前后重复，不害其为丁宁也。但其间受盛之数各不相同，然非大义之所关，姑阙之以候知者。

【集解】

　　〔1〕肝重二斤四两　《千金》卷十一《肝脏脉论第一》"二"作"四"。

　　〔2〕扁广　**孙鼎宜**曰："扁广，谓椭圆也。"

　　〔3〕主藏意　《千金》卷十五《脾脏脉论》"意"作"营"。《史记·仓公传》正义引作"荣"。"营"、"荣"古通。

〔4〕主藏志　《千金》卷十九《肾脏脉论》"志"作"精"是。肾藏精，精舍志。

〔5〕胆在肝之短叶间　《素问·痿论》王注引"间"下有"下"字。

〔6〕胃重二斤二两　《千金》卷十六《胃腑脉论》"二两"作"十四两"。

〔7〕纡曲屈伸　**纪天锡**曰："纡曲屈伸者，言其使物往而复有也。虽能屈留其物，而不得久停，复伸去之，故曰纡曲屈伸也。"

〔8〕左回叠积　《史记·仓公传》正义引"左回"四字作"回积"。

〔9〕当脐右回　**按**："右回"下似脱"叠积"二字，应据《千金》卷十八《大肠腑脉论》补。

〔10〕咽门重十二两　《史记·仓公传》正义引"十二"作"十"。

〔11〕九升三合　《难经集注》"三"作"二"。

〖白话解〗

四十二问：人体肠胃的长短，受纳水谷的容量多少，各有什么定数吗？

答：胃的周长一尺五寸，直径五寸，长度二尺六寸。横着尺许的容量，可受纳水谷三斗五升，其中经常留存着食物二斗，水液一斗五升。

小肠的周长二寸半，直径八分又一分的三分之一，长二丈二尺。它的容量，可受纳谷物二斗四升，水液六升三合又一合的三分之二。

回肠的周长四寸，直径一寸半，长二丈一尺。它的容量，可受纳谷物一斗，水液七升半。

广肠的周长八寸，直径二寸又一寸的三分之二，长二尺八寸。它的容量，可受纳谷物的糟粕九升三合又一合的八分之一。

如上所述，所以肠胃共长五丈八尺四寸，合计可受纳水谷八斗七升六合又一合的八分之一，这就是肠胃的长短和所受纳水谷的总数。

肝重四斤四两，左面有三叶，右面有四叶，共有七叶。它在精神意志方面的功能，是主藏魂的。

心重十二两，其中有七孔三毛，受纳精汁二合。它在精神意识活动方面的功能，是主藏神的。

脾重二斤三两，扁阔三寸，长五寸，附有散膏半斤，主包裹血液，温养五脏，它在精神意识活动方面的功能，是主藏意的。

肺重三斤三两，有六叶两耳，共为八叶。它在精神意识活动方面的功能，是藏魄的。

肾有两枚，重一斤一两，它在精神意识活动方面的功能，是藏志的。

胆在肝的短叶之间，重三两三铢。受纳精汁三合。

胃重二斤二两，纡曲屈伸的长度是二尺六寸，周长一尺五寸，直径五寸。受纳食物二斗，水液一斗五升。

小肠重二斤十四两，长三丈二尺，阔二寸半，直径八分又一分的三分之一，向左旋转重叠有十六个弯曲。受纳食物二斗四升，水液六升三合又一合的三分之二。

大肠重二斤十二两，长二丈一尽，阔四寸，直径一寸，在脐下向右旋转有十六个弯曲，受纳食物一斗，水液七升半。

膀胱重九两二铢，纵阔九寸，贮盛小便九升九合。

口阔二寸半。从口唇到齿的长度是九分，牙齿向后到会厌，深度是三寸半，其大有五合的容量。

舌重十两，长七寸，阔二寸半。

咽门重十两，阔二寸半，从它到胃的长度是一尺六寸。

喉咙重十二两，阔二寸，长一尺二寸，计有九节。

肛门重十二两，周长八寸，直径二寸又一寸的三分之二，长二尺八寸，受纳食物的滓渣九升三合又一合的八分之一。

四十三难曰：人不食饮[1]，七日而死者，何也？然：人胃中当有留谷二斗[2]，水一斗五升[3]。故平人日再至圊，一行二

116

升半，日中五升，七日五七三斗五升，而水谷尽矣[4]。故平人不食饮七日而死者，水谷津液俱尽[5]，即死矣[6]。

【本义】

此篇与《灵枢》三十篇文大同小异。平人胃满则肠虚，肠满则胃虚，更虚更满，故气得上下。五脏安定，血脉和利，精神乃居。故神者，水谷之精气也。平人不食饮七日而死者，水谷津液皆尽也。故曰：水去则荣散，谷消则卫亡，荣散卫亡，神无所依，此之谓也。

【集解】

〔1〕人不食饮　《太平御览》卷八百四十九《饮食部》引《八十一问》"食"下无"饮"字。

〔2〕人胃中当有留谷二斗　《甲乙》卷二《骨度肠度肠胃所受》"胃"上有"肠"字。《太平御览》引"当"作"常"，"二斗"作"三斗五升"。

〔3〕水一斗五升　《太平御览》引作"水三升"。

〔4〕而水谷尽矣　《甲乙》、《千金》卷十六《胃腑脉论》"而"下并有"留"字。

〔5〕水谷津液俱尽　《甲乙》、《千金》"水谷"下并有"精气"二字。

〔6〕即死矣　《太平御览》"即死矣"三字作"故也"，连上读。

〖白话解〗

四十三问：人不进食，到了七天就会死去，是什么道理呢？

答：人的胃中常有留存的食物二斗，水液一斗五升。因此健康人每日大便两次，每次排便量是二升半，一天中就要排出五升，七天是三斗五升，就使所存的水谷糟粕排泄净了。所以，健康人七天不进饮食而致死亡，就是因为水谷所化生的精气和津液都已竭尽了。

四十四难曰：七冲门[1]何在？然：唇为飞门[2]，齿为户

门[3]，会厌为吸门[4]，胃为贲门[5]，太仓下口为幽门[6]，大肠、小肠会为阑门[7]，下极为魄门[8]，故曰七冲门也。

【本义】

冲，冲要之冲。会厌，咽嗌会合也。厌，犹掩也，谓当咽物时，合掩喉咙，不使食物误入，以阻其气之嘘吸出入也。贲，与奔同，言物之所奔向也。太仓下口、胃之下口也，在脐上二寸下脘之分。大肠、小肠会在脐上一寸水分穴。下极，肛门也，云魄门，亦取幽阴之义。

【集解】

〔1〕冲门　按："冲门"谓水谷通行之门。杨氏以"冲为通"是也。

〔2〕飞门　孙鼎宜曰："飞读曰匪，见《考工记·梓人》司农注。《说文》：'匪，器似竹筐口以容物。'故曰匪门。"

〔3〕户门　丁德用曰："齿为户门者，为关键开合，五谷由此摧废出入也。"孙鼎宜曰："户读曰哺，声误。《说文》：'哺，哺咀也。'齿以啮物，故曰哺门。"

〔4〕吸门　张寿颐曰："会厌，以喉间气管上之自能开阖者而言。吸门，以此门止通呼吸。"

〔5〕贲门　张寿颐曰："贲读如焚。贲有大义。《书·盘庚》：'用宏兹贲。'传：'宏，贲皆大也。'盖此是胃之上口，食物可以直入，比于幽门、阑门之渐渐输化者不同，则其门较大，故谓之贲。近人皆读贲为奔，义不可知。"

〔6〕太仓下口为幽门　孙鼎宜曰："'太仓'二字疑衍。"杨玄操曰："胃之下口，在脐上三寸，即幽隐之处，故曰幽门。"

〔7〕大肠、小肠会为阑门　丁德用曰："大肠、小肠合会之处，分阑水谷精血，各有所归，故曰阑门。"张寿颐曰："阑门之阑，固取遮阑之义。此为小肠、大肠承接之处，中固有口。"

〔8〕魄门　按："魄门"即肛门。丹波元胤曰："魄，古与粕通。谓糟粕之所出也。"

〖白话解〗

四十四问：人身有七个冲门，是在什么地方？

答：口唇称作飞门，牙齿称作户门，会厌称作吸门，胃称作贲门，胃的下口称作幽门，大肠、小肠的交会处称作阑门，在消化道最下端的肛门，称作魄门。这七个都是消化系统和呼吸系统中的重要部位，所以称作七冲门。

四十五难曰：经言八会[1]者，何也？然：腑会太仓，脏会季胁，筋会阳陵泉，髓会绝骨，血会膈俞，骨会大杼[2]，脉会太渊，气会三焦[3]，外一筋直两乳内也[4]。热病在内者，取其会之气穴也。

【本义】

太仓，一名中脘，在脐上四寸，六腑取禀于胃，故为腑会。季胁，章门穴也，在大横外，直脐季胁端，为脾之募，五脏取禀于脾，故为脏会。足少阳之筋，结于膝外廉，阳陵泉也，在膝下一寸外廉陷中，又胆与肝为配，肝者筋之合，故为筋会。绝骨，一名阳辅，在足外踝上四寸，辅骨前，绝骨端，如前三分，诸髓皆属于骨，故为髓会。膈俞，在背第七椎下，去脊两旁各一寸半，足太阳脉气所发也。太阳多血，又血乃水之象，故为血会。大杼，在项后第一椎下，去脊两旁各一寸半。太渊，在掌后陷中动脉，即所谓寸口者，脉之大会也。气会三焦，外一筋直两乳内，即膻中，为气海者也，在玉堂下一寸六分。热病在内者，各视其所属而取之会也。谢氏曰：三焦，当作上焦。四明陈氏曰：髓会绝骨，髓属于肾，肾主骨，于足少阳无所关。脑为髓海，脑有枕骨穴，则当会枕骨，绝骨误也。血会膈俞，血者心所统，肝所藏。膈俞，在七椎下两旁，上则心俞，下则肝俞，故为血会。骨会大杼，骨者，髓所养，髓自脑下，注于大杼，大杼渗入脊心；下贯尾骶，渗诸骨节，故骨之气，皆会于此，亦通。古益袁氏曰：人能健步，以髓会绝骨也。肩能任重，以骨会大杼也。

【集解】

〔1〕八会　**按**：人身脏腑筋骨血气脉髓八者，俱有交会之穴，故曰八会。

〔2〕骨会大杼　大杼，实指大椎言。**竹之内诊佐夫**曰："骨会大杼，是大椎穴别名的大杼。"

〔3〕气会三焦　《史记·扁鹊传》正义引"三焦"下有"此谓八会"四字。**丹波元胤**曰："三焦直指上焦而言。若《内经》专称下焦为三焦。"

〔4〕外一筋直两乳内也　**按**："外一"八字是衍文。此是"气会三焦"之旁注。盖"太仓"、"季肋"，"阳陵泉"、"绝骨"、"膈俞"、"大杼"、"太渊"，均易明了，而三焦比较含混。后人旁注"外一筋直两乳内"以指明三焦气会之处为膻中，而非其他。《史记·扁鹊传》正义引无"外一"八字，应据删正。

〖白话解〗

四十五问：医经上所说的八会，是指的什么？

答：六腑之气会聚在中脘穴，五脏之气会聚在章门穴，筋之会聚在阳陵泉穴，髓之会聚在绝骨穴，血之会聚在膈俞穴，骨之会聚在大杼穴，脉之会聚在大渊穴，气之会聚在上焦（膻中穴），这就叫做八会。凡由热邪所引起的内部病变，都可以取其所会聚的穴位进行治疗。

四十六难曰：老人卧而不寐，少壮寐而不寤者[1]，何也？然：经言少壮者，血气盛，肌肉滑，气道通[2]，荣卫之行不失于常[3]，故昼日精[4]，夜不寤也。老人血气衰，肌肉不滑，荣卫之道涩[5]，故昼日不能精，夜不得寐也，故知老人不得寐也。

【本义】

老人之寤而不寐，少壮之寐而不寤，系乎荣卫血气之有余不足也，与《灵枢》十八篇同。

【集解】

〔1〕老人卧而不寐，少壮寐而不寤　《甲乙》卷一《荣卫三焦》作"老人不夜瞑，少壮不夜寤"。慧琳《音义》五引《考声》云："寐，睡也。"《诗·泽陂》郑笺："寤，觉也。"

〔2〕气道通　《甲乙》"通"作"利"。

〔3〕不失于常　《灵枢·营卫生会》、《甲乙》"于"并作"其"。

〔4〕精　"精"谓目明。见《荀子·解蔽》杨注。

〔5〕荣卫之道涩　《灵枢》、《甲乙》并作"气道涩"。下有"五脏之气相搏，其营气衰少，而卫气内伐"十六字。**徐大椿**曰："营气衰少，则血不充而神不能藏；卫气内伐，则气不盛而力易倦，故昼不精，夜不寐。"

〖白话解〗

四十六问：老年人卧床而不易睡着，少壮年的人熟睡而不易醒，是什么道理呢？

答：医经上说：少年和壮年的人，气血充盛，肌肉滑利，气道通畅，营气卫气的运行不违背常度，所以在白天精神饱满，夜间睡着就不易醒。老年人的气血已衰，肌肉不滑利，气道不通畅，所以在白天的精神不够充足，夜里也就不能熟睡。从而知道老年人在夜间不易入睡的原因了。

四十七难曰：人面独能耐寒者[1]，何也？然：人头者[2]，诸阳之会也[3]。诸阴脉皆至颈[4]、胸中而还[5]，独诸阳脉皆上至头耳，故令面耐寒也。

【本义】

《灵枢》第四篇曰：首面与身形也，属骨连筋同血，合于气耳。天寒则裂地凌冰，其卒寒，或手足懈惰，然而其面不衣，何也？岐伯曰：十二经脉、三百六十五络，其血

四十七难

121

气皆上于面，而走空窍。其精阳气上走于目而为睛，其别气走于耳而为听，其宗气上出于鼻而为臭，其浊气出于胃，走唇口而为味，其气之津液，皆上熏于面，而皮又厚，其肉坚，故大热甚寒，不能胜之也。愚按手之三阳，从手上走至头；足之三阳，从头下走至足。手之三阴，从腹走至手；足之三阴，从足走入腹。此所以诸阴脉皆至颈胸中而还，独诸阳脉皆上至头耳也。

【集解】

〔1〕人面独能耐寒者　《太平御览》卷三百六十五《人事部·面》引"能"下无"耐"字。**按**："耐"是"能"字旁注，传写混入正文。"能之为言耐也"，见《春秋元命苞》。

〔2〕人头者　《太平御览》引无"人"字。

〔3〕诸阳之会也　《太平御览》引"之"下有"脉"字。

〔4〕诸阴脉皆至颈　《太平御览》引"颈"下有"项"字。

滕万卿曰："诸阴脉皆至颈胸而还，则独主经脉正行者言之。盖头面者，手足六阳之脉所会，而其六阴脉之正者，皆终于胸中，其支别仅有贯颈系目，上至巅。然其阴之微，包含诸阳中，则虽有而犹无焉。"

〔5〕胸中而还　《太平御览》引作"不还上"。

〖白话解〗

四十七问：人的面部独耐受寒冷的刺激，是什么原因呢？

答：人的头部，是手足三阳经脉聚会的地方。手足三阴经脉都是行到颈部和项部就不再上行了。只有手足三阳经脉，都要上行到头面部，所以使面部能够耐寒，不怕寒气的刺激。

从四十八难至六十一难论疾病

四十八难曰：人有三虚三实，何谓也？然：有脉之虚实，有病之虚实，有诊之虚实也[1]。脉之虚实者，濡者为虚[2]，紧牢者为实[3]。病之虚实者，出[4]者为虚，入[5]者为实；言[6]者为虚，不言[7]者为实；缓者为虚，急者为实。诊之虚实者，濡者为虚，牢者为实[8]；痒者为虚，痛者为实；外痛内快，为外实内虚；内痛外快，为内实外虚，故曰虚实也。

【本义】

濡者为虚，紧牢者为实，此脉之虚实也。出者为虚，是五脏自病，由内而之外，东垣家所谓内伤是也。入者为实，是五邪所伤，由外而之内，东垣家所谓外伤是也。言者为虚，以五脏自病，不由外邪，故惺惺而不妨于言也。不言者为实，以人之邪气内郁，故昏乱而不言也。缓者为虚。缓，不急也，言内之出者，徐徐而迟，非一朝一夕之病也。急者为实，言外邪所中，风寒温热等病，死生在五六日之间也。此病之虚实也。诊，按也，候也，按其外而知之，非诊脉之诊也。濡者为虚，牢者为实。《脉经》无此二句，谢氏以为衍文。杨氏谓按之皮肉柔濡者为虚，牢强者为实。然则有亦无害。夫按病者之处所，知痛者为实，则知不痛而痒者非实矣。又知外痛内快为邪盛之在外，内痛外快为邪盛之在内矣。大抵邪气盛则实，精气夺则虚，此诊之虚实也。

【集解】

〔1〕有脉之虚实，有病之虚实，有诊之虚实也　**张寿颐**曰："此'诊'字即详审精密之意。《说文》：'诊'视也。'引申其义，即为细察明辨。《通俗文》曰：'诊，验也。'医家四诊，皆

必审慎明察。固不仅辨脉一事，名之曰诊。此节先以脉言，继以病言，又以诊言。而所谓诊之虚实者，则曰痛、曰痒；曰痛、曰快，两两相形，皆其详审明辨之义，是为诊察之事实，与脉无涉。"

〔2〕濡者为虚　**按**：《伤寒论》云："诸濡亡血。"又云："滑则卫气微。"可见濡为气血两虚之候。

〔3〕紧牢者为实　《脉经》卷一第十无紧字。**按**："紧"即"牢"，"牢"即"坚"，"坚"即"革"，隋人避讳，以此数字代。《脉经》无"紧"字，是。《伤寒论》云："趺阳脉紧者脾气强。"又云："寒则坚牢。"可见紧牢为邪气实之候。

〔4〕出　**徐大椿**曰："出，谓精气外耗，如汗吐泻之类，凡从内出者皆是。"

〔5〕入　**徐大椿**曰："入，谓邪气内结，如能食便闭，感受风寒之类，凡从外入者皆是。"

〔6〕言　**徐大椿**曰："言，多言也，病气内乏，神气自清，故惺惺能言也。"

〔7〕不言　**徐大椿**曰："不言，不能言也。邪气外攻，昏乱神志也。"

〔8〕濡者为虚，牢者为实　《脉经》无"濡者"八字。**徐大椿**曰："疑因上文重出。"

〖白话解〗

四十八问：人有三虚三实，是指哪些情况呢？

答：就是指脉象有虚实，病证有虚实，诊候有虚实。所谓脉象的虚实，一般是细软无力的属虚，牢而有力的属实。所谓病证的虚实，一般是从内传变外出的属虚，从外传变内入的属实；能言语的属虚，不能言语的属实；进展徐缓的慢性病属虚，骤然发作的急性病属实。所谓诊候的虚实，即有痒的感觉属虚，有痛的感觉属实；外表有疼痛，而体内仍感舒适的，属于外实内虚；体内有疼痛，而外表仍感舒适的，属于内实外虚。因此说有三虚三实。

四十九难曰：有正经自病[1]，有五邪所伤，何以别之？然：忧愁思虑则伤心[2]；形寒饮冷则伤肺[3]；恚怒气逆上而不下则伤肝[4]；饮食劳倦则伤脾[5]；久坐湿地，强力入水[6]则伤肾。是正经之自病也[7]。

【本义】

心主思虑，君主之官也，故忧愁思虑则伤心。肺主皮毛而在上，是为嫩脏，故形寒饮冷则伤肺。肝主怒，怒则伤肝。脾主饮食及四肢，故饮食劳倦则伤脾。肾主骨而属水，故用力作强，坐湿入水则伤肾。凡此，盖忧思恚怒、饮食动作之过而致然也。夫忧思恚怒，饮食动作，人之所不能无者，发而中节，乌能无害？过则伤人必矣。故善养生者，去泰去甚，适其中而已。昧者拘焉，乃欲一切拒绝之，岂理也哉。此与《灵枢》第四篇文大同小异。但伤脾一节，作若醉入房，汗出当风则伤脾不同尔。谢氏曰：饮食劳倦，自是二事。饮食得者，饥饱失时。劳倦者，劳形力而致倦怠也。此本经自病者，病由内作，非外邪之干，所谓内伤者也。或曰坐湿入水，亦从外得之也，何为正经自病？曰：此非天之六淫也。

【集解】

〔1〕正经自病　邹汉璜曰："五脏各有所主，各有所部，脏又出气。折其气，过用其气，亦伤脏。气既伤，则脏气不复能布于经，而正经自病也。"

〔2〕忧愁思虑则伤心　《难经集注》"忧愁"上有"经言"二字。吕广曰："心为神，五脏之君，聪明才智，皆由心出，忧劳之甚，则伤其心，心伤神弱也。"草刈三越曰："心者，性神之舍也，故七情太过者必伤心。七情分虽属五脏，心者君主之官，神明所出焉，七情统性神之用也。"

〔3〕形寒饮冷则伤肺　吕广曰："肺主皮毛。形寒者，皮毛寒也。饮冷者，伤肺也，肺主受水浆，水浆不可冷饮，肺又恶寒，故曰伤也。"草刈三越曰："肺者，五脏之华盖而主诸气，应

皮毛，气得温而行，寒则凝滞，故内外寒冷过则伤肺气也。"

〔4〕恚怒气逆上而不下则伤肝　**吕广**曰："肝与胆为脏腑，其气勇，故主怒，怒则伤也。"

〔5〕饮食劳倦则伤脾　**吕广**曰："饮食饱，胃气满，脾络恒急，或走马跳跃，或以房劳脉络裂，故伤脾也。"

〔6〕强力入水　**孙鼎宜**曰："水，古文作房。"**滕万卿**曰："久坐湿地者，是亦似外邪，实非天时之湿。居处失宜，下体不温，加之强力入房，汗出入水等事，以渐发病，亦非一时之水湿也。"

〔7〕是正经之自病也　**虞庶**曰："正经虚则腠理开，腠理开则外感于内，故曰正经自病也。"

何谓五邪[1]**？然：有中风**[2]**，有伤暑，有饮食劳倦**[3]**，有伤寒，有中湿。此之谓五邪。**

【本义】

风，木也，喜伤肝。暑，火也，喜伤心。土爰稼穑，脾主四肢，故饮食劳倦，喜伤脾。寒，金气也，喜伤肺。《左氏传》狐突云"金寒"是也。湿，水也，喜伤肾，雾雨蒸气之类也。此五者，邪由外至，所谓外伤者也。谢氏曰：脾胃正经之病，得之劳倦。五邪之伤，得之饮食。

【集解】

〔1〕五邪　**吕广**曰："肝主风，心主暑，脾主劳倦，肺主寒，肾主湿，此五病从外来也。"

〔2〕中风　**袁崇毅**曰："中风者，风邪伤于经络也，并非直中之风，以别于肺热伤风，故曰中风。"

〔3〕饮食劳倦　**吕广**曰："脾主劳倦也。"**虞庶**曰："正经自病，亦言饮食劳倦伤脾。今五邪亦言饮食劳倦。正经病，谓正经虚，又伤饮食；五邪病，谓饮食伤于脾而致病也。"

假令心病，何以知中风得之？然：其色当赤。何以言之？肝

主色，自入为青，入心为赤，入脾为黄，入肺为白，入肾为黑。肝为心邪，故知当赤色。其病身热。胁下满痛。其脉浮大而弦。

【本义】

此以心经一部设假令而发其例也。肝主色，肝为心邪，故色赤，身热。脉浮大，心也。胁痛、脉弦，肝也。

何以知伤暑得之？然：当恶臭[1]。何以言之？心主臭[2]，自入为焦臭，入脾为香臭，入肝为臊臭，入肾为腐臭，入肺为腥臭。故知心病伤暑得之，当恶臭[3]，其病身热而烦，心痛。其脉浮大而散。

【本义】

心主臭。心伤暑而自病，故恶臭。而证状脉诊，皆属乎心也。

【集解】

〔1〕当恶臭　孙鼎宜曰："臭当作焦，字误。"

〔2〕心主臭　孙鼎宜曰："《书·盘庚中》疏：'臭是气之别名'，古者香气、秽气，皆名同臭。"

〔3〕当恶臭　孙鼎宜曰："依下文例，'臭'上当有焦字。"

何以知饮食劳倦得之？然：当喜苦味也。虚为不欲食，实为欲食。何以言之？脾主味，入肝为酸，入心为苦，入肺为辛，入肾为咸，自入为甘。故知脾邪入心，为喜苦味也。其病身热而体重嗜卧，四肢不收[1]。其脉浮大而缓。

【本义】

脾主味。脾为心邪，故喜苦味。身热，脉浮大，心也。体重嗜卧，四肢不收，脉缓，脾也。虚为不欲食，实为欲食二句，于上下文无所发，疑错简衍文也。

【集解】

〔1〕收　袁崇毅曰："收，振也。《中庸》：'振河海而不泄。'朱注：'振，收也。'"

何以知伤寒得之？然：当谵言妄语。何以言之？肺主声，入肝为呼，入心为言，入脾为歌，入肾为呻[1]，自入为哭，故知肺邪入心，为谵言妄语也。其病身热，洒洒恶寒，甚则喘咳。其脉浮大而涩。

【本义】

肺主声。肺为心邪，故谵言妄语。身热，脉浮大，心也。恶寒喘咳，脉涩，肺也。

【集解】

〔1〕呻　按："呻"，痛苦声。慧琳《音义》卷六十二引《礼记》郑注："呻，亦吟也。"卷七十九引《考声》："呻吟，痛苦声。"

何以知中湿得之？然：当喜汗出不可止。何以言之？肾主湿[1]，入肝为泣，入心为汗，入脾为涎，入肺为涕，自入为唾。故知肾邪入心，为汗出不可止也。其病身热而小腹痛，足胫寒而逆。其脉沉濡而大。此五邪之法也。

【本义】

肾主湿，湿化五液。肾为心邪，故汗出不可止。身热，脉大，心也。小腹痛，足胫寒，脉沉濡，肾也。凡阴阳脏腑经络之气，虚实相等，正也。偏虚偏实，失其正也，失其正，则为邪矣。此篇越人盖言阴阳脏腑经络之偏虚偏实者也。由偏实也，故内邪得而生；由偏虚也，故外邪得而入。

【集解】

〔1〕肾主湿　按："湿"是误字。周与权本"湿"作"液"。以四十难律之可信。徐大椿以液亦湿类，此模棱之论。

〖白话解〗

四十九问：疾病的形成，有由于正经自病的，也有为五邪所伤的，怎样来区别呢？

答：医经上说：过度的忧愁思虑，就会伤害心脏；形体受寒，饮食寒冷，就会伤害肺脏；恨怒交加，气逆上行，只上冲而不下降，就会伤害肝脏；饮食不节，劳倦过度，就会伤害脾脏；久坐在潮湿的地方，过分用力之后，再浴于水中，就会伤害肾脏。这些就是正经自病的概况。

什么叫做五邪呢？

答：有感受风邪的，有伤于暑邪的，有为饮食和劳倦所伤的，有伤于寒邪的，有感受湿邪的，这就叫做五邪。

假使心经发生病变，怎么就知道是感受风邪而得病的呢？

答：患者的面部应该显现赤色。为什么这样说呢？因为肝主五色，可从颜色方面来察知五脏受病的情况。病邪自入于肝就呈现青色，如侵入于心就呈现赤色，侵入于脾就呈现黄色，侵入于肺就呈现白色，侵入于肾就呈现黑色。由于肝邪传入于心，所以知道在面部应该出现赤色的。同时它在证候方面，可兼有身体发热和胁下胀满疼痛；它的脉象，也会出现心脉浮大和肝脉弦象。

根据什么可知是伤于暑邪而得病的呢？

答：患者应该厌恶焦糊之气。为什么这样说呢？因为心是主五气的，可从气的方面来察知五脏受病的情况。病邪自入于心，就会厌恶糊气；入脾就会厌恶香气；入肝就会厌恶臊气；入肾就会厌恶腐气；入肺就会厌恶腥气。因此知道心经的病变由于伤暑而得的，当有厌恶焦糊之气的特征。同时它在证候方面，可以并发身热与烦躁、心痛；它的脉象，也会出现浮大而散。

根据什么可知是饮食不节及劳倦过度而得病的呢？

答：患者应该喜食苦味。为什么这样说呢？因为脾主五味，可从味的爱好方面来察知五脏受病的情况。病邪侵入肝，喜好食酸味；侵入心，喜好食苦味；侵入肺，喜好食辛味；侵入肾，喜好食咸味；自入于脾，喜好食甘。因此知道脾邪如侵入心，就会有喜食苦味的特征。同时它在证候方面，可见到身热、身体困重，嗜卧以及四肢屈伸不便；它的脉象，也会出现浮大而缓。

根据什么可知是伤于寒邪而得病的呢？

答：患者当有胡言乱语的表现。为什么这样说呢？因为肺主五声，可从声音方面来察知五脏受病的情况。病邪侵入肝，会发出呼叫声；侵入心，会有胡言乱语；侵入脾，会发出像歌唱的声音；侵入肾，会发出呻吟声；自入于肺，会发出哭泣声。因此知道肺邪侵入于心，就会有胡言乱语的特征。同时它在证候方面，可见到身热、战栗怕冷，甚至有气喘咳嗽，它的脉象，也会出现浮大而兼有涩象。

根据什么可知为湿邪所伤而得病的呢？

答：患者当常有汗出不止的现象。为什么这样说呢？因为肾主五液，可从水液方面来察知五脏受病的情况。病邪侵入肝，会流泪；侵入心，会出汗；侵入脾，会流涎；侵入肺，会流涕；自入于肾，会唾唾。因此知道肾邪侵入于心，会有汗出不止的特征。同时，它在证候方面，可见到身热、少腹部疼痛、足胫寒而逆冷，它的脉象，也会出现沉濡而兼有大象。以上这些就是诊察为五邪所伤的大法。

五十难曰：病有虚邪，有实邪，有贼邪，有微邪，有正邪，何以别之？然：从后来者为虚邪[1]，从前来者为实邪[2]，从所不胜来者为贼邪[3]，从所胜来者为微邪[4]，自病者为正邪[5]。

【本义】

五行之道，生我者体，其气虚也，居吾之后而来为邪，故曰虚邪。我生者相，气方实也，居吾之前而来为邪，故曰实邪。正邪，则本经自病者也。

【集解】

〔1〕从后来者为虚邪　徐大椿曰："后，谓生我者也，邪挟生气而来，则虽进而易退，故为虚邪。"

〔2〕从前来者为实邪　徐大椿曰："前，我生者也，受我之气者，其力方壮，还而相克，其势必甚，故为实邪。"

〔3〕从所不胜来者为贼邪　徐大椿曰："所不胜，克我者也，

130

脏气本已相制，而邪气挟其力而来，残削必甚，故为贼邪。"

〔4〕从所胜来者为微邪　徐大椿曰："所胜，我所克也，脏气既受制于我，则邪气亦不能深入，故为微邪。"

〔5〕自病者为正邪　按：《太素》卷二十六《寒热相移》杨注："邪从自起，名曰正邪。"杨氏虽未标明此系引《难经》之文，但以虚实贼微各邪核之，则与《难经》之文大同。审如此，则杨注所云"邪从自起"者，似较今本"自病者"为合。

何以言之？假令心病，中风得之为虚邪，伤暑得之为正邪，饮食劳倦得之为实邪，伤寒得之为微邪，中湿得之为贼邪。

【本义】

假心为例，以发明上文之义。中风为虚邪，从后而来，火前木后也。伤暑为正邪，火自病也。饮食劳倦为实邪，从前而来，土前火后也。伤寒为微邪，从所胜而来，火胜金也。中湿为贼邪，从所不胜而来，水克火也。与上篇互相发，宜通考之。

〖白话解〗

五十问：侵袭人体致病的外邪，有的叫虚邪，有的叫实邪，有的叫贼邪，有的叫微邪，有的叫正邪，这些应当怎样来区别呢？

答：从生我之脏传来的称为虚邪，从我生之脏传来的称为实邪，从克我之脏传来的称为贼邪，从我克之脏传来的称为微邪，由本脏之邪发病的称为正邪。为什么这样说呢？假使以心脏发生病变为例，当心脏被风邪所伤而得病的（风伤肝，肝木为心火之母，属生我），就是虚邪；被暑邪所伤而得病的（暑属火，与心火同类，属本脏自病），就是正邪；被饮食劳倦所伤而得病的（饮食劳倦伤脾，脾土为心火之子，属我生），就是实邪；被寒邪所伤而得病的（寒伤肺，肺金为心火所克，属我克），就是微邪；被湿邪所伤而得病的（水湿伤肾，心火为肾水所克，属克我），就是贼邪。

五十一难曰：病有欲得温者，有欲得寒者[1]，有欲得[2]见人者，有不欲得[2]见人者，而各不同，病在何脏腑也？然：病欲得寒，而欲见人者，病在腑也；病欲得温，而不欲见人者，病在脏也。何以言之？腑者阳也，阳病欲得寒，又欲见人；脏者阴也，阴病欲得温，又欲闭户独处，恶闻人声。故以别知脏腑之病也。

【本义】

纪氏曰：腑为阳，阳病则热有余，而寒不足，故饮食衣服居处，皆欲就寒也。阳主动而应乎外，故欲得见人。脏为阴，阴病则寒有余，而热不足，故饮食衣服居处，皆欲就温也。阴主静而应乎内，故欲闭户独处，而恶闻人声也。

【集解】

〔1〕病有欲得温者，有欲得寒者　**玄医**曰："五脏之阴虚，则阴病亦欲得寒；六腑之阳虚，则阳病亦欲得温者有之。《难经》就一偏论之，学者当反复得其理也。"**滕万卿**曰："冬则阳伏而阴旺，故人身外少气而内有余，所谓阳虚则外寒，阴盛则内寒，内外皆寒，故欲饮汤就温；夏则阴沉而阳浮，故外充而内空，所谓阳盛则外热，阴虚则内热，内外皆热，故欲饮水受冷。至其变化，则知脏病热炽，便当欲寒；腑病寒甚，便当欲温。"

〔2〕得　**按**："欲得"、"不欲得"两"得"字衍，蒙上"得温"、"得寒"致误。应据下文"欲见"、"不欲见"删。**邹汉璜**曰："寒温异嗜者，脏腑之气；欲见人，不欲见人者，脏腑之性。其气病者其病浅，其性改者其病深。"

〖白话解〗

五十一问：病人有的想要得到温暖，也有的想要得到寒凉，有的愿意见人，也有的不愿意见人，这些情况，各不相同，究竟属于哪脏哪腑的病呢？

答：病人愿要得到寒凉又想要见人的，这是属于腑的病；病人愿要得到温暖又不想见人的，这是属于脏的病。为什么这样说呢？因为六腑属阳，阳病主热，所以想要得到寒凉，而又想要见人；五脏属阴，阴病主寒，所以想要得到温暖，又想要闭着门户，独自居住，怕听到旁人的声音。因此，就根据这些，以区别、了解属脏或属腑的病。

五十二难曰：腑脏发病[1]，根本等不？然：不等也。其不等奈何？然：脏病者，止而不移，其病不离其处；腑病者，彷佛贲向[2]，上下行流，居处无常。故以此知脏腑根本不同也。

【本义】

丁氏曰：脏为阴，阴主静，故止而不移。腑为阳，阳主动，故上下流行，居处无常也。与五十五难文义互相发。

【集解】

〔1〕腑脏发病　**孙鼎宜**曰："腑脏二字，当作积聚，涉下文误。不然，答词仅就积聚言，与问词挂漏。"

〔2〕彷佛贲向　**丹波元胤**曰："彷佛与仿佛通。彷佛，言腑病之游移，不审其处也。"《太素·邪传》杨注："贲向，虚起貌。"**任锡庚**曰："彷佛贲向，似有形而无形，鼓胀而鸣耳。"

〚白话解〛

五十二问：腑或脏发生病变，在发病原因上是相同的吗？

答：是不相同的。

它们不同的区别又是怎样的呢？

答：属脏的病，静止在某处而不移动，它的病位是不会变动的；属腑的病，有一种似有若无之气，奔动作响，忽上忽下地往来流动着，没有固定的所在。所以根据这些情况，可以知道属脏属腑的病，在根本上是不同的。

五十三难曰：经言七传者死[1]，间脏者生，何谓也？然：七传者[2]，传其所胜也。间脏者，传其子也。何以言之？假令心病传肺[3]，肺传肝，肝传脾，脾传肾，肾传心[3]，一脏不再伤[4]，故言七传者死也[5]。

【本义】

纪氏曰：心火传肺金，肺金传肝木，肝木传脾土，脾土传肾水，肾水传心火。心火受水之传一也，肺金复受火之传再也。自心而始，以次相传，至肺之再，是七传也。故七传死者，一脏不受再伤也。

【集解】

〔1〕七传者死　**吕广**曰："'七'当为'次'字之误。此下有间字，即知上当为次。"**莫文泉**曰："'七'，'次'声之误也。《素问·玉机真脏》及《标本病传》两篇，于传其所胜者，皆谓之次传，无言七传者。且《标本病传》篇末，明云'诸病以次是相传，如是者，皆有死期，不可刺'。然则传其所胜者之为次传，经有明文，乃病传之定例，《难经》原文必不误，后人传写之误耳。"

〔2〕七传者　《类说》卷三十七引无"七"字。

〔3〕假令心病传肺　《类说》引"传"下有"于"字。下"传肝"、"传脾"、"传肾"、"传心"句同。**袁崇毅**曰："心病传肺者，心热上炎也，如心急肺热之症是；肺病传肝者，气病及于血也，如表虚盗汗之病是；肝病传脾者，肝气猖獗，侵犯中和之脾，如肝旺脾虚食少之症是；脾病传肾者，脾失健运，津液不行，下累于津多行水之肾也，如阴虚水肿之症是；肾病传心者，肾虚则命门相火猖盛，上并心火其势炎炎也，如久咳骨蒸之症是。"

〔4〕一脏不再伤　《类说》引"伤"作"传"。

〔5〕故言七传者死也　《类说》引"故"下无"言"字，"死"下有"间脏者，得其所生"七字。《难经集注》、《难经经释》、《难经疏证》并有"间脏者，传其所生也"八字。**叶霖**曰："间脏者，间一脏传其所生也。如心欲传肺，而脾者肺之母，心之子，中间间此一脏，不传所克也。假令心病传脾，是间肺所胜之脏，为火生土也。脾病传肺，是间肾所胜之脏，为土生金也。肺病传肾，是间肝所胜之脏，为金生水也。肾病传肝，是间心所胜之脏，为水生木也。肝病传心，是间脾所胜之脏，为木生火也。"

假令心病传脾，脾传肺，肺传肾，肾传肝，肝传心，是子母相传[1]，竟[2]而复始，如环无端，故曰生也。

【本义】

　　吕氏曰：间脏者，间其所胜之脏而相传也。心胜肺，脾间之；脾胜肾，肺间之；肺胜肝，肾间之；肾胜心，肝间之；肝胜脾，心间之，此谓传其所生也。按《素问·标本病传论》曰：谨察间甚，以意调之，间者并行，甚者独行。盖并者并也，相并而传，传其所间，如吕氏之说是也。独者特也，特传其所胜，如纪氏之说是也。越人之义，盖本诸此。详见本篇及《灵枢》四十二篇。但二经之义，则以五脏与胃、膀胱七者相传，发其例，而其篇题皆以病传为名。今越人则以七传、间脏之目推明二经，假心为例，以见病之相传。若传所胜，至一脏再伤则死；若间其所胜，是子母相传则生也。尤简而明。

【集解】

　　〔1〕是子母相传　《类说》引"子母"下有"自"字。

　　〔2〕竟　按："竟"有"终"义。《诗·瞻仰》郑笺："竟，犹终也。"

〖白话解〗

　　五十三问：医经上说：五脏的病以次相传的，主死；间隔一脏相传的，主生。这是什么道理呢？

　　答：所谓次传，是传其所克的脏。间脏，是传其所生的子脏。为什么这样说呢？假使心脏的病传给肺，肺传给肝，肝传给脾，脾传给肾，肾传给心，每一个脏不能再传，所以说以次传变的，预后多不良。间脏，是传其所生的子脏，假使心脏的病传给脾，脾传给肺，肺传给肾，肾传给肝，肝传给心，这是母脏与子脏之间的相传，终而复始，连续着像圆环一样没有止端，所以说这样的传变预后多良好。

五
十
三
难

135

五十四难曰：脏病难治，腑病易治[1]，何谓也？然：脏病所以难治者，传其所胜也[2]；腑病易治者[3]，传其子也。与七传，间脏同法也。

【本义】

四明陈氏曰：五脏者，七神内守，则邪之微者不易传。若大气之入，则神亦失守而病深，故病难治，亦或至于死矣。六腑为传输传化者，其气常通。况胆又清净之处，虽邪入之，终难深留，故腑病易治也。愚按以越人之意推之，则脏病难治者，以传其所胜也；腑病易治者，以传其所生也。虽然，此特各举其一偏而言尔。若脏病传其所生，亦易治，腑病传其所胜，亦难治也。故庞安常云：世之医书，唯扁鹊之言为深，所谓《难经》者也。越人寓术于其书，而言之有不详者，使后人自求之欤！今以此篇详之。庞氏可谓得越人之心者矣。

【集解】

〔1〕脏病难治，腑病易治　**吕广**曰："诸阴证病常在一处，牢强有头足，止不移者，脏气所作，死不治，故言脏病难治；证病上下左右无常处者，此所谓阳证，虽困可治，本不死也，故当经岁月，故言腑病易治。"**玄医**曰："五脏者，七神内守，则邪之微者不易传。若大邪之入，则神亦失守而病深，故病难治，此所以疾势暴专而传所胜也。腑病者，但卫气守之，为传输传化者，内无神，虽微邪易感，故病易治。"

〔2〕传其所胜也　《卢经裒腋》引王冰鉴云："病深则传所胜，病浅则传所生。脏病已深，故传其所胜；腑病尚浅，故传其所生也。"

〔3〕腑病易治者　"腑病"下脱"所以"二字，应依上文"脏病所以难治"句补。

〖白话解〗

五十四问：五脏的病难治，六腑的病容易治，这是什么道理呢？

答：五脏病所以难治的缘故，是因为要传变到所克的一脏，六腑病所以易治的缘故，是因为由母脏传变到子脏。这和前面所说的次传、间传，是同一法则的。

五十五难曰：病有积、有聚[1]，何以别之？然：积者，阴气也；聚者，阳气也。故阴沉而伏，阳浮而动。气之所积[2]名曰积，气之所聚名曰聚。故积者，五脏所生；聚者，六腑所成也。积者，阴气也，其始发有常处，其痛不离其部，上下有所终始[3]，左右有所穷处[4]；聚者，阳气也，其始发无根本，上下无所留止，其痛无常处[5]，谓之聚。故以是别知积聚也。

【本义】

积者，五脏所生，五脏属阴，阴土静，故其病沉伏而不离其处。聚者，六腑所成，六腑属阳，阳主动，故其病浮动而无所留止也。杨氏曰：积，蓄也，言血脉不行，畜积而成病也。周仲立曰：阴沉而伏，初亦未觉，渐以滋长，日积月累是也。聚者，病之所在，与血气偶然邂逅，故无常处也。与五十二难意同。

【集解】

〔1〕病有积、有聚　滕万卿曰："积聚有脏腑之分。盖积者其所从来，以渐而深，积累荏苒成块，原于脏也。聚者所受犹浅，聚散倏忽，居处无常，本于腑也。"

〔2〕气之所积　张寿颐曰："气之所积，'气'字当作'血'字。虽本节阴气阳气皆以气言，其实积聚为病，轻者但在气分，重者必及血分，若以气血分属阴阳，则病情深浅，尤为明了。"

〔3〕上下有所终始　《病源》卷十九《积聚候》"上下"以下十二字作"故上下有所穷已"。

〔4〕左右有所穷处　按："穷处"下似脱"谓之积"三字。本难积聚对言，如曰"积者阴气也，聚者阳气也"，则曰"谓之聚"者，当有"谓之积"者以相偶，此揆之上下文义可得而知也。

〔6〕其痛无常处　《圣济总录》卷九十四《寒疝积聚》"常"作"定"。

〖白话解〗

五十五问：病有的叫做积，有的叫做聚，怎样来区别呢？

答：积，是属于阴血为病；聚，是属于阳气为病。阴性的特征，是沉而伏的；阳性的特征，是浮而动的。由有形的阴血所积聚而生的病，叫做积；由无形的阳气所聚合而成的病，叫做聚。所以积病是属阴的五脏所生，聚病是属阳的六腑所成。因为积是属于阴血的病变，它在开始发生时，就有固定的部位，疼痛也不离患部的范围，它的形态在上下有起止，左右也有边缘。这就叫做积。聚是属于阳气的病变，它在开始发作时，就没有什么形质，或上或下，并无一定停留部位，疼痛也没有固定的处所，这就叫做聚。所以从这些症状中，就可分辨出是积病还是聚病。

五十六难曰：五脏之积，各有名乎？以何月何日得之？然：肝之积名曰肥气[1]，在左胁下[2]，如覆杯[3]，有头足[4]。久不愈[5]，令人发咳逆，瘖疟[6]，连岁不已[7]。以季夏戊己日得之[8]。何以言之？肺病传于肝，肝当传脾，脾季夏适王[9]。王者不受邪，肝复欲还肺，肺不肯受，故留结为积[10]。故知肥气以季夏戊己日得之。

【本义】

肥之言盛也。有头足者，有大小本末也。咳逆者，足厥阴之别，贯膈，上注肺，肝病，故胸中咳而逆也。二日一发为瘖疟，《内经》五脏皆有疟，此在肝为风疟也。抑以疟为寒热病，多属少阳，肝与之为表里，故云左胁肝之部也。

【集解】

〔1〕肥气　张子和曰："夫肥气者，不独气有余也，其中亦有血，盖肝藏血故也。"袁崇毅曰："肥气，今时之癖疾。"

〔2〕在左胁下　**张寿颐**曰："肝气行于左。两胁，则足厥阴经脉循行之部，故曰肝之积在左胁下。"

〔3〕如覆杯　**按**："杯"是误字。《医心方》卷十《治积聚方》第一引《医门方》作"坏"，可据改。"坏"是瓦未烧者，见《一切经音义》卷十五引《字林》）。

〔4〕有头足　《脉经》卷六第一、《甲乙》卷八第一下、《千金》卷十一《肝脏脉论》"头足"下并有"如龟鳖状"四字。

〔5〕久不愈　《脉经》"久"下叠"久"字。

〔6〕令人发咳逆，瘖疟　《病源》卷十九《积聚候》"发"下无"咳逆"二字。**按**："瘖"与"痎"同。《说文·广部》："痎，二日一发疟。""疟，寒热休作。"

〔7〕连岁不已　《脉经》、《甲乙》、《病源》、《千金》"岁"下并有"月"字。

〔8〕季夏戊己日得之　**滕万卿**曰："五积名与病形，义无容疑。至五积之所由生，固执时日，岂有如是拘拘哉！盖积之为病，脏气怫郁之所致也。夫人之情，每有好恶。至其有感，则脏气为之动，动而中节，何害之有。一或有偏，则脏气为之倾移，而运化失常，故固有偏虚，邪气凑焉。所谓肺病传肝者，肺邪乘肝经，经云：虚者受邪是也。肝又欲传脾，是其道也。然其时脾无虚，则邪无入也，而不能传焉。经云：实者不受邪是也。肝复欲还肺，然其不受者，横且有所不胜也，故跋胡疐尾，进退维谷，故留结为积，是以相克之病，假令金克而土旺，则木邪何往，所以留结于本部也。余脏可以类推。滑注情感之说，以性理言，迂远而阔于事情，不可从。"

〔9〕脾季夏适王　《脉经》作"脾适以季夏王"。**按**："王"读如"旺"，有"盛"义，见《华严经音义》上引《易》韩注。

〔10〕故留结为积　《脉经》"故"作"因"。**按**：此"故"字，与下"故知"之"故"字文同义异。此"故"有"则"义。"故"、"则"古通用。《大戴记·劝学》"故知明"于《荀子·劝学》作"则知明"，是可证。

心之积，名曰伏梁，起脐上，大如臂，上至心下[1]。久不愈，令人病烦心[2]。以秋庚辛日得之。何以言之？肾病传心，心当传肺，肺以秋适王[3]，王者不受邪。心欲复还肾[4]，肾不肯受，故留结为积。故知伏梁以秋庚辛日得之。

【本义】

伏梁，伏而不动，如梁木然。

【集解】

〔1〕大如臂，上至心下 《病源》卷十九《积聚候》、《太素》卷十三《经筋》杨注并无"大"字。按："大如臂"与"至心下"两句误倒。应据《脉经》卷六《心手少阴经病证》第三、《甲乙》卷八第二引文乙正。

〔2〕令人病烦心 《脉经》、《甲乙》、《千金》卷十三《心脏脉论》"烦心"下并有"心痛"二字。

〔3〕肺以秋适王 《脉经》作"肺适以秋王"。

〔4〕心欲复还肾 按："欲复"二字误倒，应据肝、脾、肺、肾各条句例乙正。《集注》本不误。

脾之积，名曰痞气，在胃脘，覆大如盘[1]。久不愈，令人四肢不收，发黄疸[2]，饮食不为肌肤。以冬壬癸日得之。何以言之？肝病传脾，脾当传肾，肾以冬适王[3]，王者不受邪，脾复欲还肝，肝不肯受，故留结为积。故知痞气以冬壬癸日得之。

【本义】

痞气，痞塞而不通也。疸，病发黄也，湿热为疸。

【集解】

〔1〕覆大如盘 《医心方》卷十引"覆"下重"覆"字。

〔2〕发黄疸 《圣济总录》卷七十一《痞气》"发"下有"为"字。

〔3〕肾以冬适王 《脉经》作"肾适以冬王"。

肺之积，名曰息贲[1]，在右胁下，覆大如杯。久不已，令人洒淅寒热[2]，喘咳[3]，发肺壅[4]。以春甲乙日得之。何以言之？心病传肺，肺当传肝，肝以春适王[5]，王者不受邪，肺复欲还心，心不肯受，故留结为积。故知息贲以春甲乙日得之。

【本义】

息贲，或息或贲也。右胁，肺之部。肺主皮毛，故洒淅寒热。或谓脏病止而不移，今肺积或息或贲，何也？然：或息或贲，非居处无常，如腑病也。特以肺主气，故其病有时而动息尔。肾亦主气，故贲豚亦然。

【集解】

〔1〕贲　孙鼎宜曰："贲，古通奔。"

〔2〕洒淅寒热　《甲乙》卷八第二引《难经》"洒淅寒热"作"洒洒恶寒"。

〔3〕喘咳　《甲乙》、《千金》卷十七第一"喘咳"上并有"气逆"二字。

〔4〕发肺壅　《甲乙》"壅"作"痈"。

〔5〕肝以春适王　《脉经》作"肝适以春王"。

肾之积，名曰贲豚，发于少腹[1]，上至心下，若豚状[2]，或上或下无时[3]。久不已，令人喘逆，骨痿，少气。以夏丙丁日得之。何以言之？脾病传肾，肾当传心，心以夏适王[4]，王者不受邪，肾复欲还脾，脾不肯受，故留结为积。故知贲豚以夏丙丁日得之。此五积之要法也。

【本义】

贲豚，言若豚之贲突，不常定也，豚性躁，故以名之。令人喘逆者，足少阴之支，从肺出，络心，注胸中故也。此难，但言脏病，而不言腑病者，纪氏谓以其发无常处也，杨氏谓六腑亦相传，行如五脏之传也。或问天下之物理，有感有传，感者情也，传者气也，有情斯有感，有气斯有传。今夫五脏之积，特以气之所胜，传所不胜云尔。至于王者不受邪，是固然也。若不胜者反欲还所胜，所胜不纳而留结为积，则是有情而为感矣。且五脏在人身中，各为一物，犹耳司听，目司视，各有所职，而不能思非。若人之感物，则心为之主，而乘气机者也。然则五脏果各能有情而感乎？曰：越人之意，盖以五行之道，推其理势之所有者，演而成文耳。初不必论其情感，亦不必论其还不还，与其必然否也。读者但以所胜传不胜及王者不受邪，遂留结为积观之，则不以辞害志，而思过半矣。或又问：子言情感气传。先儒之言，则曰形交气感，是又气能感矣。于吾子之言何如？曰：先儒之说，虽曰气感，由形交也。形，指人身而言，所以感之生也。

【集解】

〔1〕发于少腹　**按**："少腹"似"小腹"之误，应据《太平圣惠方》卷四十八《治肾积气诸方》改。盖脐下谓小腹，脐左右谓少腹，肾主脐下，故其积发，自以小腹为是。

〔2〕若豚状　《病源》卷十九《积聚候》、《千金》卷十九《肾脏脉论》"豚状"并作"豚奔走之状"。

〔3〕或上或下无时　《脉经》卷六第九"上、下"两字之上无"或"字。

〔4〕心以复适王　《脉经》作"心适以夏王"。

〖白话解〗

五十六问：五脏的积病，各有它的名称吗？是从哪月哪日得病的呢？

答：肝脏的积病，名叫肥气，发生在左侧胁下，有肿块突出，形状好像扣着一块瓦，上下像有头足，日久好不了，病人就会发生咳嗽气逆、疟疾，经年累月不容易治愈，这种积病是在季夏戊己日所得的。为什么这样说呢？因为肺金的病邪传到肝木，肝木本当传到脾土，但脾土恰巧在季夏是当旺的时候，是不易受邪的，肝的病邪既不能传给脾，再打算传回肺去，肺又不肯接受，因此就滞留郁结在肝而成为积病了。所以知道肥气是在季夏属土的戊己日得病的。

心脏的积病，名叫伏梁，发生在脐部上方，上述心胸以下的部位，突起的形状，像胳膊杵在那里，日久好不了，病人就会发生心中烦乱、心痛，这种积病是在秋天庚辛日所得的。为什么要这样说呢？因为肾水的病邪，会传到心火，心火本当传到肺金，但肺金恰巧在秋天是当旺的时候，当旺之时，是不易受邪的，心的病邪既不能转传给肺，再打算转回肾脏，肾脏又不肯接受，因此就滞留郁结在心脏而成为积病了。所以知道伏梁是在秋天属金的庚辛日得病的。

脾脏的积病，名叫痞气，发生在胃脘部位，有肿块突出，形状的大小，像盖着盘子一样。日久好不了，病人就会四肢不便屈伸、发黄疸、饮食物的营养不能润泽肌肤，这种积病是在冬天壬癸日所得的。为什么要这样说呢？因为肝木的病邪，会传到脾土，脾土本当传到肾水，但肾水恰巧在冬天是当旺的时候，当旺之时，是不易受邪的，脾的病邪既不能传给肾，再打算传回肝脏，肝脏又不肯接受，因此就滞留郁结在脾脏而成为积病了。所以知道痞气是在冬天属水的壬癸日得病的。

肺脏的积病，名叫息贲，发生在右胁以下，有硬块突起，形状的大小，好像扣着的杯子一样。日久好不了，病人就会出现怕冷、气喘、咳嗽，以致发生肺痈，这种积病是在春天甲乙日所得的。为什么要这样说呢？因为心火的病邪，会传到肺金，肺金本当传到肝木，但肝木恰巧在春天是当旺的时候，当旺之时，是不易受邪的。肺的病邪既不能传给肝，再打算传回心脏，心脏又不肯接受，因此就滞留郁结在肺脏而成积病了。所以知道息贲是在春天属木的甲乙日得病的。

肾脏的积病，名叫贲豚，肿块发生在小腹部，上端达到心部的下方，像猪在受惊后奔突的状态，上下没有定时。日久好不了，病人就会发生气喘上逆、骨骼萎弱、气短等证，这种积病，是在夏天丙丁日所得的。为什么要这样说呢？因脾土的病邪，会传到肾水，肾水本当传给心火，但心火恰巧在夏天是当旺的时候，当旺之时，是不易受邪的。肾的病邪既不能转传给心，再打算传回脾脏，脾脏又不肯接受，因此就滞留郁结在肾脏而成为积病了。所以知道贲豚是在夏天属火的丙丁日得病的。以上这些，就是辨别五脏积病的主要法则。

五十七难曰：泄凡有几，皆有名不？然：泄凡有五[1]，其名不同[2]。有胃泄，有脾泄，有大肠泄，有小肠泄，有大瘕泄，名曰后重。[3]

【本义】

此五泄之目，下文详之。

【集解】

〔1〕泄凡有五　滕万卿曰："《内经》谓泄痢居多。扁鹊去繁就简，故脾、胃、大肠三焉者，此谓泄泻；小肠、大瘕二泄，此谓痢疾。轩岐谓之肠澼，仲景谓之滞下，其义一也。总言之，则为五泄，泄一变至于后重则为痢，然则泄与痢，固一源而二歧。泄多属寒，痢多属热。"

〔2〕其名不同　孙鼎宜曰："'其名'四字衍。"

〔3〕名曰后重　徐大椿曰："后重一句，专指大瘕泄而言。"

按："后重"盖五泄兼有之证。"名曰后重"四字，为五泄总结之语。滕万卿谓以"后重"蒙大瘕泄为非，是也。

胃泄者[1]，饮食不化，色黄。

【本义】

胃受病，故食不化。胃属土，故色黄。

【集解】

〔1〕胃泄者　张寿颐曰："泄，指大便不正常而言。"

脾泄者[1]，腹胀满，泄注，食即呕吐逆[2]。

【本义】

有声无物为呕，有声有物为吐，脾受病，故腹胀泄注，食即呕吐而上逆也。

【集解】

〔1〕脾泄者　**徐大椿**曰："脾主磨化，饮食不能化，则胀满泄注。"

〔2〕吐逆　**徐大椿**曰："吐逆者，脾弱不能消谷而反出也。"

大肠泄者，食已窘迫[1]**。大便色白，肠鸣切痛**[2]**。**

【本义】

食方已，即窘迫欲利也。白者，金之色。谢氏曰：此肠寒之证也。

【集解】

〔1〕窘迫　**杨氏**曰："窘迫，急也，食讫即欲利，迫急不可止也。

〔2〕切痛　**杨氏**曰："切者，言痛如刀切其肠状也。"

小肠泄者，溲而便脓血，少腹痛。

【本义】

溲，小便也。便，指大便而言。溲而便脓血，谓小便不闷，大便不里急后重也。

大瘕泄者[1]**，里急后重，数至圊而不能便，茎中痛**[2]**，此五泄之要法也。**

【本义】

瘕，结也，谓因有凝结而成者。里急，谓腹内急迫。后重，谓肛门下坠。唯其里急后重，故数至圊而不能便。茎中痛，小便亦不利也。谢氏谓小肠、大瘕二泄，今所谓痢疾也。《内经》曰：肠癖。故下利赤白者，灸小肠俞是也。穴在第十六椎下，两傍各一寸五分，累验。四明陈氏曰：胃泄，即飧泄也。脾泄，即濡泄也。大肠泄，即洞泄也。小肠泄，谓凡泄则小便先下，而便血即血泄也。大瘕泄，即肠癖也。

【集解】

〔1〕大瘕泄者　**草刈三越**曰："瘕，结也，因有凝结而泄。仲景谓之滞下者，亦因有凝滞而下也。后世谓之痢疾，以证名之，痢而不利之谓也。"

〔2〕茎中痛　**按**："茎"疑系误字。张寿颐谓"里急后重之滞下，安见茎之必痛。"验之证，张说诚确。白云阁本《难经》"茎"作"腹"，似可取，**袁崇毅**曰："二阴同居下部，气下注，则茎中亦因之而痛。"

〖**白话解**〗

五十七问：泄泻证总共有几种，都有名称吗？

答：泄泻证，约有五种，它的名称各不相同，有胃泄、有脾泄、有大肠泄、有小肠泄、有大瘕泄。

胃泄的症状，是饮食不能消化，大便的颜色发黄。

脾泄的症状，是腹部胀满，泄时像水注一样，进食就要呕吐上逆。

大肠泄的症状，是在进食以后腹中感到急迫，大便的颜色发白，肠中有鸣响声，并像刀切一样的疼痛。

小肠泄的症状，是大便时会排出脓血，少腹部疼痛。

大瘕泄的症状，是急迫欲便，而肛门重坠，屡次登厕而不能通畅排便，腹中疼痛。这些就是辨别五泄证的主要法则。

五十八难曰：伤寒有几？其脉有变不？然：伤寒有五[1]，有中风，有伤寒，有湿温[2]，有热病，有温病，其所苦各不同。

【本义】

变，当作辨，谓分别其脉也。纪氏曰：汗出恶风者，谓之伤风。无汗恶寒者，谓之伤寒。一身尽疼，不可转侧

146

者，谓之湿温。冬伤于寒，至夏而发者，谓之热病。非其时而有其气，一岁之中，病多相似者，谓之温病。

【集解】

〔1〕伤寒有五　**杨氏**曰："自霜降至春分，伤于风冷即病者，谓之伤寒；其冬时受得寒气，至春又中春风而病者，谓之温病；其至夏发者，多热病；病而多汗者，谓之湿温，其伤于八节之虚邪者，谓之中风。"**按**：《类说》卷三十七引此混入正文，志疑。**玄医**曰："凡人之卫气，阳气也，有少侵寒气则病，其名有五；曰伤寒、曰中风、曰湿温、曰热病、曰温病，其脉亦各不同。四时俱有风寒气，皆有所中也。谓风者，冷风之吹身者也。人之卫气虚而脾气不运者，有所中，肌肉疏，汗出恶风，谓之中风。谓寒者，或冷冰雪霜气，衣服居处器物寒冷，总谓之寒也。人之荣气虚而血少者，有所中寒冷，伤荣血，无汗恶寒，谓之伤寒。然则曰寒、曰风，皆寒冷气也，故冬病者多。然非独冬病，四时俱有病。若夫当春温温气相击者，谓之温病。当夏暑暑气相击者，谓之热病。或湿气相击者，谓之湿温。故湿温多于春秋二时有之，盖春秋日光不甚，湿是以盛也。其温热病也，湿温也，虽病于时异，苟非与风冷气相击而阳气衰，何以为病耶？虽温暑气，因阳气衰有侵焉。阳气衰则阴气亦衰，故有所中矣。不知此理，皆以为冬寒，到春者为温病，到夏为热病者皆非也。大抵此五者，因感风冷而病者也，故浑谓之伤寒也。"

〔2〕有湿温　**孙鼎宜**曰："温字疑衍。"

中风之脉，阳[1]浮而滑，阴[1]濡而弱；湿温之脉[2]，阳浮而弱，阴小而急；伤寒之脉，阴阳俱盛而紧涩；热病之脉，阴阳俱浮，浮之而滑[3]，沉之散涩[4]；温病之脉，行在诸经[5]，不知何经主动也，各随其经所在而取之。

【本义】

上文言伤寒之目，此言其脉之辨也。"阴"、"阳"字，皆指尺寸而言。杨氏曰：温病乃是疫疠之气，非冬感于寒，至春变为温病者。散行诸经，故不可预知。临病人而诊之，知在何经之动，乃随而治之。谢氏曰：仲景伤寒例云，冬时严寒，万类收藏，君子周密，则不伤于寒。触冒者，乃名伤寒耳。其伤于四时之气，皆能为病，以伤寒为毒者，以其最成杀厉之气也。中而即病者，名曰伤寒。不即病者，寒毒藏于肌肤，至春变为温病，至夏变为暑病，暑病者，热极而重于温也。又曰：阳脉浮滑，阴脉濡弱，更遇于风，变为风温。今按仲景例，风温与《难经》中风脉同，而无湿温之说。又曰：《难经》言温病，即仲景"伤寒例"中所言温疟、风温、温毒、温疫四温病也。越人言其概而未详，仲景则发其秘而条其脉，可谓详矣。庞安常《伤寒总病论》云，《难经》载五种伤寒，言温病之脉，行在诸经，不知何经之动，随其经所在而取之。据《难经》，温病又是四种伤寒感异气而变成者也。所以王叔和云，阳脉浮滑，阴脉濡弱，更遇于风，变成风温。阳脉洪数，阴脉实大，更遇湿热，变为温毒。温毒为病最重也。阳脉濡弱，阴脉弦紧，更遇湿气，变为湿温。脉阴阳俱盛，重感于寒，变为温疟。斯乃同病异名，同脉异经者也，所谓随其经所在而取之者此也。庞氏此说，虽不与《难经》同，然亦自一义例。但伤寒例言温疫而无湿温，叔和言湿温而无温疫，此亦异耳。

【集解】

〔1〕阳阴　**玄医**曰："阴阳，皆指尺寸而言。"

〔2〕湿温之脉　**孙鼎宜**曰："湿温当作病湿，字误。"

〔3〕浮之而滑　**徐大椿**曰："浮之，谓浮取之，滑则阳盛于外。"

〔4〕沉之散涩　**徐大椿**曰："沉之，谓沉取之也。散涩则阴衰于内。"**丹波元胤**曰："'涩'字恐衍。盖热病之脉，重按则散大，轻按则滑利，滑涩相反，无并见之理。"

〔5〕行在诸经　**玄医**曰："伤在上部及卫分，则其脉见寸；

或伤在下部及荣分，则其脉见尺，故言行在诸经，不知何经之动，各随其经所在而取之也。”

伤寒有汗出而愈。下之而死者；有汗出而死，下之而愈者，何也？然：阳虚阴盛[1]，汗出而愈，下之即死；阳盛阴虚[1]，汗出而死，下之而愈。

【本义】

受病为虚，不受病者为盛。唯其虚也，是以邪凑之；唯其盛也，是以邪不入。即《外台》所谓表病里和，里病表和之谓，指伤寒传变者而言之也。表病里和，汗之可也，而反下之，表邪不除，里气复夺矣；里病表和，下之可也，而反汗之，里邪不退，表气复夺矣。故云死。所以然者，汗能亡阳，下能损阴也。此阴阳字，指表里言之。经曰：诛伐无过，命曰大惑。此之谓欤。

【集解】

〔1〕阳虚阴盛 阳盛阴虚　任锡庚曰："阴阳虚盛四字，必有所指。盖邪居于表者，用表药必兼血药，桂枝汤之类是也。如邪居于卫者，用里药必兼气药，承气汤之类是也。表实者，阴血为邪所束；里热者，阳气不得畅行。如此言之，当以阳为气为里，阴为血为表。盛衰者，相对之词也，而究以盛字为邪盛，乃得要领。"张寿颐曰："此节虚盛二字，犹言虚实。以无病为虚，有病为实，非言人体之壮盛与虚弱。所谓阴盛者，谓阴寒之邪，盛实在表；而此时其人清阳之气，尚未为邪所侵，是为阳虚，则汗之可以祛除阴霾，其病可愈，若误下之，岂不助长阴霾，重其遏抑，则其人又奚有幸理！所谓阳盛者，谓阳热之邪，盛于里；而此时其人真阴之气，尚未为邪所耗，是为阴虚，则下之可以荡涤实热，而其病可愈，若误发汗，岂不煽动阳焰，速其燎原，则其祸又胡胜言！"

寒热[1]之病，候之如何以？然：皮寒热者，皮不可近席，毛发焦，鼻槁[2]，不得汗；肌寒热者，皮肤[3]痛，唇舌槁，无

【本义】

《灵枢》二十一篇曰：皮寒热者，不可附席，毛发焦，鼻槁腊，不得汗，取三阳之络，以补手太阴。肌寒热者，肌痛，毛发焦而唇槁腊，不得汗，取三阳于下，以去其血者，补足太阴以出其汗。骨寒热者，病无所安，汗注不休，齿未槁，取其少阴股之络；齿已槁，死不治。愚按此盖内伤之病，因以类附之。东垣内外伤辨，其兆于此乎。

【集解】

〔1〕寒热　徐大椿曰："此段不得与伤寒同列一章。盖寒热之疾，自是杂病不传经之证，故《灵枢》另立《寒热病》为篇目，其非上文伤寒之类可知。若即以为伤寒之寒热，则大误也。"任锡庚曰："古之寒热，今之虚劳也。或谓五脏六腑皆有寒热，言其因也。本经唯出三状，言其证也。不拘何因，只见皮、肤、骨三证，盖以深浅别之，即寒热、虚劳二称，亦今名名其因，古名名其证。"

〔2〕槁　按："槁"有干义。槁与槁同。《国语·鲁语》韦注："槁，干也。"

〔3〕皮肤　《灵枢·寒热篇》"皮肤"作"肌"。

〖白话解〗

五十八问：伤寒病有几种，它们的脉象各有不同的变态吗？

答：伤寒病有五种，有中风，有伤寒，有湿温，有热病，有温病，它们发病的症状是各不相同的。中风的脉象，是寸部浮而滑，尺部细软而弱；湿温的脉象，是寸部软而弱，尺部细小而急；伤寒的脉象，是尺部、寸部都现出有力而且紧涩；热病的脉象，是尺部、寸部都现浮脉，轻取兼现滑象，重按就又显出散的现象；温病的脉象，因为病邪散行于各经，不容易辨别是哪条经的脉动，所以必须审察病情，各随着病变所在的经脉，按取它的脉象。

150

治疗伤寒，有用了发汗法使汗出而病愈的，如用了泻下法，却会造成死亡；也有用发汗法，由于汗出而致死亡，而用了泻下法，却能治愈的。这是什么道理呢？

答：患者阳虚阴盛，用了发汗法，汗出之后，就会痊愈；如用泻下法，则使外邪内陷而造成死亡。若患者阳盛阴虚，用了发汗法，因汗出津竭而死亡；如用泻下法，就会痊愈。

属于恶寒发热的病证，诊察它应该怎样呢？

答：寒热在皮表的，皮肤灼热，不能贴近席面，毛发憔悴，鼻中干燥，无汗；寒热在肌肉的，肌肉灼痛，唇舌干枯，无汗；寒热在骨的，全身都没有安适之处，汗出如水注一样而不息止，齿根干枯、疼痛。

五十九难曰：狂癫之病，何以别之？ 然：狂疾之始发[1]，少卧而不饥[2]，自高贤也，自辨智也，自倨贵也[3]，妄笑好歌乐[4]，妄行不休是也。癫疾始发，意不乐，僵仆直视，其脉三部阴阳俱盛是也[5]。

【本义】

狂疾发于阳，故其状皆自有余而主动。癫疾发于阴，故其状皆自不足而主静。其脉三部阴阳俱盛者，谓发于阳为狂，则阳脉俱盛，发于阴为癫，则阴脉俱盛也。按二十难中，"重阳者狂，重阴者癫。脱阳者见鬼，脱阴者目盲"四句，当属之此下。重，读如再重之重，去声。重阳重阴，于以再明上文阴阳俱盛之意，又推其极至，脱阳脱阴，则不止于重阳重阴矣。盖阴盛而极，阳之脱也，鬼为幽阴之物，故见之。阳盛而极，阴之脱也，一水不能胜五火，故目盲。四明陈氏曰：气并于阳，则为重阳；血并于阴，则为重阴。脱阳见鬼，气不守也；脱阴目盲，血不荣也。狂癫之病，《灵枢》二十一篇，其论详矣。越人特举其概，正庞氏所谓引而不发，使后人自求之欤。

【集解】

〔1〕狂疾之始发　《难经集注》"狂"下无"疾"字。

〔2〕少卧而不饥　《太平御览》卷七百三十九《疾病部》引《八十一问》作"少饥"。

〔3〕自高贤也，自辨智也，自倨贵也　《太平御览》引作"自贤自贵"。

〔4〕妄笑好歌乐　《太平御览》、《圣济总录》卷十四《风狂》引"好"下并无"歌"字。

〔5〕其脉三部阴阳俱盛是也　**按**："是也"二字应属上文"直视"句尾，今本窜移"其脉"句下误。"其脉三部阴阳俱盛"是总括狂、癫两病之脉，狂脉则阳盛，癫脉则阴盛。是与二十难"重阳者狂，重阴者癫"相合。如"是也"二字移于"其脉"文下，则癫病之脉，阴阳俱盛，不仅狂病之脉无着，而癫病阳脉偏盛，其理亦不可解。**邹汉璜**曰："三部阴阳俱盛者，重阴重阳，尺阴寸亦阴，尺阳寸亦阳也。阴盛者，谓迟大或弦大也。阳盛者，谓滑大或浮洪也。"**任锡庚**曰："所谓脉三部阴阳俱盛者，当以尺为阴，寸为阳。尺脉牢伏者癫，寸脉洪数者狂，方与二十难重阴者癫，重阳者狂符合也。"

〖**白话解**〗

五十九问：狂病和癫病，怎样来区别呢？

答：狂病在开始发作时，患者睡眠少，不感觉饥饿，自以为贤达，自以为尊贵，并时常痴妄地发笑，喜欢玩乐，到处乱跑不愿休息。癫病在开始发作时，患者意志消沉，闷闷不乐，两眼直视，会突然卧倒不动。这两者的脉象，在左右三部中，癫在属阴的部位，狂在属阳的部位，分别显出偏盛的现象。

六十难曰：头心之病，有厥[1]病，有真[1]痛，何谓也？**然**：手三阳之脉[2]，受风寒，伏留而不去者[6]，则名厥头痛。

【**本义**】

详见《灵枢》二十四篇。厥，逆也。

【集解】

〔1〕厥 真　滕万卿曰："厥者，谓邪从是至彼而为痛；真者，谓邪直居其处而痛甚。凡头心厥痛，多与他病兼见，如其真痛，则单发之病，命悬旦夕，固难为治。"

〔2〕手三阳之脉　《类说》引"手"作"守"。**古林正桢**曰："厥头痛，独举手三阳而不言足三阳，是举其为病之尤多者，略其为病之少者，不必言足阳经无厥痛。"

〔3〕伏留而不去者　《类说》引无"伏留而不去"五字，"者"字属上读。

入连在脑者，名真头痛。

【本义】

真头痛，其病甚，脑尽痛，手足青至节，死不治。盖脑为髓海，真气之所聚，卒不受邪，受邪则死。

其五脏气相干[1]，名厥心痛。

【本义】

《灵枢》载厥心痛凡五，胃心痛、肾心痛、脾心痛、肝心痛、肺心痛，皆五脏邪气相干也。

【集解】

〔1〕其五脏气相干　**按**："相干"下脱"者"字，应据《类说》补。**杨玄操**曰："诸经络皆属于心。若一经有病，其脉逆行，逆则乘心则心痛，故曰厥心痛。是五藏气冲逆致痛，非心家自痛也。"

其痛甚，但在心，手足青者[1]即名真心痛。其真心痛者[2]，旦发夕死，夕发旦死。

【本义】

《灵枢》曰：真心痛，手足青至节，心痛甚，为真心痛。又七十一篇曰：少阴者，心脉也。心者，五脏六腑之大主也。心为帝王，精神之所舍，其脏坚固，邪不能客，客之则伤心，心伤则神去，神去则死矣。其真心痛者，真字下，当欠一头字，盖阙文也。手足青之青，当作清冷也。

【集解】

〔1〕手足青者　**杨玄操**曰："心痛手足冷者为真心痛，手足温者为厥心痛。头痛亦然。"

〔2〕其真心痛者　《类说》引"真"下有"头"字。

〖白话解〗

六十问：头部和心脏疼痛的疾病，有叫厥痛的，也有叫真痛的，这是怎样说的呢？

答：手少阳、阳明、太阳三条经脉，感受了风寒，邪气伏匿在经脉之中，稽留不去，以致发生头痛的，就叫做厥头痛；若病邪深入，留在脑而作痛的，就叫做真头痛。由于五脏经气受病邪的相互侵犯，以致心痛的，叫做厥心痛；若绞痛得很厉害，痛的部位，局限在心区，手脚都发冷的，就叫做真心痛。这种真头痛、真心痛的病，是非常危险的，早晨发作到晚上就会死亡，晚上发作到次日早晨也会死亡。

六十一难曰：经言望而知之谓之神[1]，闻而知之谓之圣[2]，问而知之谓之工，切脉而知之谓之巧，何谓也？然：望而知之者，望见其五色以知其病[3]。

【本义】

《素问·五脏生成篇》曰：色见青如草兹者死，黄如枳实者死，黑如炱者死，赤如衃血者死，白如枯骨者死，此五色之见死者也。青如翠羽者生，赤如鸡冠者生，黄如蟹腹者生，白如豕膏者生，黑如乌羽者生，此五色之见生也。生于心，欲如以缟裹朱；生于肺，欲如以缟裹红；生于肝，欲如以缟裹绀；生于脾，欲如以缟裹栝蒌实；生于肾，欲如以缟裹紫。此五脏生色之外荣也。《灵枢》四十九篇曰：

青黑为痛，黄赤为热，白为寒。又曰：赤色出于两颧，大如拇指者，病虽小愈，必卒死。黑色出于庭，大如拇指，必不病而卒。又七十四篇曰：诊血脉者多赤、多热、多青、多痛、多黑，为久痹。多黑、多赤、多青，皆见者，为寒热。身痛、面色微黄、齿垢黄、爪甲上黄，黄疸也。又如验产妇，面赤舌青，母活子死；面青舌赤沫出，母死子活；唇口俱青，子母俱死之类也。袁氏曰：五脏之色，见于面者，各有部分，以应相生相克之候，察之以知其病也。

【集解】

〔1〕望而知之谓之神　**任锡庚**曰："望色者，如十三难一节：十六难之面青善怒，面赤口干，面黄善噫，面白善嚏，面黑善恐；二十四难面黑如黧；三十四难一节；四十九难三节；皆望色之征。"**丹波元胤**曰："望闻与问，以医之视听，测病之情态，故曰神、曰圣、曰工；唯诊脉一事，在于手技，故曰巧也。"

〔2〕闻而知之谓之圣　**任锡庚**曰："呼言歌哭呻，俱以闻而得，亦详见三十四难。"

〔3〕望见其五色以知其病　**杨玄操**曰："望色者，假令肝部见青色者，肝自病，见赤色者，心乘肝，肝亦病，故见五色知五病也。"

闻而知之者，闻其五音以别其病[1]。

【本义】

四明陈氏曰：五脏有声，而生有音。肝声呼，音应角，调而直，音声相应则无病，角乱则病在肝。心声笑，音应徵，和而长，音声相应则无病，徵乱则病在心。脾声歌，音应宫，大而和，音声相应则无病，宫乱则病在脾。肺声哭，音应商，轻而劲，音声相应则无病，商乱则病在肺。肾声呻，音应羽，沉而深，音声相应则无病，羽乱则病在肾。袁氏曰：闻五脏五声以应五音之清浊，或互相胜负，或其音嘶嗄之类，别其病也。此一节，当于《素问·阴阳应象论》、《金匮真言》诸

六十一难

155

篇，言五脏声音，及三十四难云云求之，则闻其声，足以别其病也。

【集解】

〔1〕闻其五音以别其病　**杨玄操**曰："五音者，谓宫商角徵羽也，以配五脏。假令病人好哭者，肺病也；好歌者，脾病也，故云闻其音知其病也。"

问而知之者，问其所欲五味，以知其病所起所在也[1]**。**

【本义】

《灵枢》六十三篇曰：五味入口，各有所走，各有所病。酸走筋，多食之，令人癃。咸走血，多食之，令人渴。辛走气，多食之，令人洞心。辛与气俱行，故辛入心而与汗俱出。苦走骨，多食之，令人变呕。甘走肉，多食之，令人悗心。推此则知，问其所欲五味，以知其病之所起所在也。袁氏曰：问其所欲五味中偏嗜偏多食之物，则知脏气有偏胜偏绝之候也。

【集解】

〔1〕以知其病所起所在也　**杨玄操**曰："问病人，云好辛味者，则知肺病也；好食冷者，则知内热，故知所起所在。"**任锡庚**曰："好食咸者，胃盛也，胃盛则液足而涎多。咸能消水，故停饮者亦好咸。否则，水溢为呕矣。好食甘者，胃弱也，胃弱则液微而涎少，甘味和缓以济之。胃气不申，则饮食少而味喜酸。胃气泥滞，欲其宣达而喜辣，唯苦味最伤胃气，胃盛而热少者耐之，胃盛热多者得之则呕，胃弱者，食之虽多，则大伤中气。"

切脉而知之者，诊其寸口[1]**，视其虚实**[2]**，以知其病**[3]**，病在何脏腑也**[4]**。**

【本义】

诊寸口，即第一难之义；视虚实，见六难并四十八难。王氏脉法赞曰：脉有三部，尺寸及关，荣卫流行，不失衡铨。肾沉心洪，肺浮肝弦，此自常经，不失铢分。出入升降，漏刻周旋，水下二刻，脉一周身，旋复寸口，虚实见焉。此之谓也。

【集解】

〔1〕切脉而知之者，诊其寸口　**杨玄操**曰："切，按也。谓按寸口之脉者，若弦多者，肝病也；洪多者，心病也；浮数则病在腑，沉细则病在脏。故云在何脏也。"

〔2〕视其虚实　**丁德用**曰："'视'当作'持'字，为以手循持其寸口也。"

〔3〕以知其病　**孙鼎宜**曰："知一作别。"

〔4〕病在何脏腑也　**丹波元胤**曰："'在何'上'病'字衍。"

经言以外知之曰圣，以内知之曰神，此之谓也。

【本义】

以外知之望闻，以内知之问切也。神微妙，圣通明也。又总结之，言圣神则工巧在内矣。

〖白话解〗

六十一问：医经上说，医者通过望诊而知道病情的，称为神，通过闻诊而知道病情的，称为圣，通过问诊而知道病情的，称为工，通过脉诊而知道病情的，称为巧。这应怎样解释呢？

答：所说望诊而知道病情的，就是观察病人所表现的青、赤、黄、白、黑五色，从而了解病变的情况；所说闻诊而知道病情的，就是听病人所发出的呼、言、歌、哭、呻五音，从而辨别病变的性质；所说问诊而知道病情的，就是探询病人对于酸、苦、甘、辛、咸五味的不同爱好，从而了解疾病的起因和病变所在的部位；所说脉诊而知道病情的，就是切按病人寸口的脉象，审察脉气的虚实，以了解疾病发生在哪脏和哪腑。医经上说，能根据表现于外部的症状，就可察知其疾病的，叫做圣，外部没有什么症状表现，而能察知其内部已有病变的，叫做神。就是这个意思。

从六十二难至六十八难论穴道

六十二难曰：脏井荣有五[1]，腑独有六者，何谓也？然：腑者阳也，三焦行于诸阳[2]，故置一俞名曰原。腑有六者，亦与三焦共一气也。

【本义】

脏之井荣有五，谓井荣俞经合也。腑之井荣有六，以三焦行于诸阳，故又置一俞而名曰原，所以腑有六者，与三焦共一气也。虞氏曰：此篇疑有缺误，当与六十六难参考。

【集解】

〔1〕脏井荣有五　**按**："荣"是误字。丹波元胤《难经疏证》据《灵枢》改作"荥"。

〔2〕三焦行于诸阳　**张寿颐曰**："三焦行于诸阳者乃指人身上、中、下三部之阳气而言，非手少阳之三焦一经，故曰行于诸阳。否则，三焦经亦诸阳之一，何可浑漠言之，竟谓三焦能行于诸阳。"

〖**白话解**〗

六十二问：五脏的经脉，各有井、荥、腧、经、合五穴，而六腑的经脉，却每经各有六穴，这是什么道理呢？

答：六腑的经脉，是属阳的，三焦之气运行在各阳经之间，所以添置了一个穴位，名叫原穴。因此，六腑的阳经各有六穴，都和三焦之气互通，共同保持着一气相贯的关系。

六十三难曰：《十变》言，五脏六腑荥合[1]，皆以井为始者[2]，何以？然：井者，东方春也，万物之始生。诸蚑行喘息[3]，蜎飞蠕动，当生之物，莫不以春生[4]。故岁数始于春，日数始于甲，故以井为始也。

【本义】

十二经所出之穴，皆谓之井。而以为荥俞之始者，以井主东方木，木者，春也。万物发生之始。诸蚑者行，喘者息。息，谓嘘吸气也。《公孙弘传》作蚑行、喙息，义尤明白。蜎者飞，蠕者动，皆虫豸之属。凡当生之物，皆以春而生，是以岁之数则始于春，日之数则始于甲，人之荥合则始于井也。冯氏曰：井，谷井之井，泉源之所出也。四明陈氏曰：经穴之气所生，则自井始，而溜荥注俞，过经入合，故以万物及岁数日数之始为譬也。

【集解】

〔1〕荥合　**孙鼎宜**曰："荥合，言由荥而至合也。"

〔2〕皆以井为始者　**杨玄操**曰："脏腑皆以井为始。井者，谓谷井尔，非谓掘作之井。山谷之中，泉水初出之处，名之曰井。井者，主出之义也。泉水既生，留停于近，荥迂未成大流，故名曰荥。荥，小水之状也。留停既深，有注射轮文之处，故名曰俞。俞者，委积逐流行，经历而成渠径。径者，经也，亦经营之义也。（丹波元胤曰：既输泻为波陇势，故谓之经，经与径通。杨注经宁改径，又为经营之义，未确。）经行既达，合会于海，故名曰合。合者，会也，此是水行流转之义。人之经脉，亦法于此，故取名焉。"

〔3〕诸蚑行喘息　《脉经》卷三引《四时经》"行"作"蠕"。注："喘息，有血脉之类。""蚑蠕"，虫属。

〔4〕莫不以春生　《难经集注》"春"下有"而"字。

〔白话解〕

六十三问：《十变》上说：五脏六腑各经脉的荥合等穴，都以井穴作为起始的穴位，是什么道理呢？

答：因为井穴的含义，是比象于日出的东方和欣欣向荣的春天。春天是万物开始萌芽生长的时期，蛰伏着的各种动物（像蜘蛛、蚰蜒）在喘息中苏醒过来，或爬行，或飞翔，一切生物没有不在春天呈现新生气象的。所以一年的时序以春季为首，计日的次序以甲干为始，因此即以井穴作为起始的穴位。

六十四难曰：《十变》又言，阴井木，阳井金；阴荥火，阳荥水；阴俞土，阳俞木；阴经金，阳经火；阴合水，阳合土。阴阳皆不同[1]，其意何也？

【本义】

十二经起于井穴。阴井为木，故阴井木生阴荥火，阴荥火生阴俞土，阴俞土生阴经金，阴经金生阴合水。阳井为金，故阳井金生阳荥水，阳荥水生阳俞木，阳俞木生阳经火，阳经火生阳合土。

【集解】

[1] 阴阳皆不同　丁锦曰："井荥俞经合，俱以五行阴阳为配偶，但有一阴一阳俱相克，是何意也？言阳与阴配合，取刚柔之义耳。如阴井木，阳井金，是乙与庚合也，乙为阴木，合庚之阳金，故曰庚乃乙之刚，乙乃庚之柔也。又阴荥火，阳荥水，是丁与壬合也，丁为阴火，壬为阳水。阳俞木，阴俞土，是甲与己合也，甲为阳木，己为阴土。阴经金，阳经火，是丙与辛合也，辛为阴金，丙为阳火。阴合水，阳合土，是戊与癸合也，癸为阴水，戊为阳土也。如此配合，则刚柔相济，然后气血流通而不息。"

然：是刚柔之事[1]也。阴井乙木，阳井庚金。阳井庚，庚者，乙之刚也；阴井乙，乙者，庚之柔也。乙为木，故言阴井木也，庚为金，故言阳井金也。余皆仿此[2]。

【本义】

刚柔者，即乙庚之相配也。十干所以自乙庚而言者，盖诸脏腑穴，皆始于井。而阴脉之井，始于乙木；阳脉之井，始于庚金。故自乙庚而言刚柔之配，而其余五行之配，皆仿此也。丁氏曰：刚柔者，谓阴井木，阳井金，庚金为刚，乙木为柔。阴荣火，阳荣水，壬水为刚，丁火为柔。阴俞土，阳俞木，甲木为刚，己土为柔。阴经金，阳经火，丙火为刚，辛金为柔。阴合水，阳合土，戊土为刚，癸水为柔。盖五行之道，相生者，母子之义，相克相制者，夫妇之类。故夫道皆刚，妇道皆柔，自然之理也。《易》曰：分阴分阳，迭用柔刚，其是之谓欤。

【集解】

〔1〕刚柔之事　**玄医**曰："此以脏腑之阴阳为夫妇之道，而言刚柔者，即乙庚相配之谓也。盖脏阴也，腑阳也，阴为妻，阳为夫，刚井荣亦有夫妻之理如此，凡夫妻之道，不胜者为妇，所胜者为夫也。而井木，木有刚柔之二，刚木为阳，柔木为阴，阴木为阳金之妻，阳木为阴土之夫也。五者互相为夫妻之道也。"

〔2〕余皆仿此　**按**："余皆"四字，全书仅此句例。疑此乃旁记字，传抄误入正文。

〖白话解〗

六十四问：《十变》上又说：阴经的井穴属木，阳经的井穴属金；阴经的荣穴属火，阳经的荣穴属水；阴经的输穴属土，阳经的输穴属木；阴经的经穴属金，阳经的经穴属火；阴经的合穴属水，阳经的合穴属土。阴经和阳经各穴，所属的五行都不相同，它的意义是什么呢？

答：这是有关阳刚阴柔相互配合的事理。以井穴举例来说，阴经的井穴属于乙木，阳经的井穴属于庚金。阳经井穴所配合的庚金，是阳刚之金，庚和乙相合，也就是乙木的刚；阴经井穴所配合的乙木，是阴柔之木，乙和庚相合，也就是庚金的柔。乙是阴木，所以说阴经的井穴属木，庚是阳金，所以说阳经的井穴属金。

六十五难曰：经言所出为井，所入为合，其法奈何[1]？然：所出为井，井者，东方春也，万物之始生，故言所出为井也。所入为合，合者，北方冬也，阳气入藏，故言所入为合也。

【本义】

此以经穴流注之始终言也。

【集解】

〔1〕其法奈何　**杨玄操**曰："奈何，犹如何也。"**按**："法"指刺法。

〖白话解〗

六十五问：医经上说：经气所出的地方称为井穴，所深入的地方称为合穴，它是取法于什么来说的？

答：所出的称为井穴，因为井穴是比象东方和春天一样，这是万物开始萌芽生长的季节，等于经脉之气流注开始从井穴出发一样，所以说，所出的称为井穴。至于所入的称为合穴，因为合穴是比象北方和冬天一样，这是阳气闭藏的季节，等于经脉之气流注到合穴已深入内部一样，所以说，所入的称为合穴。

六十六难曰：经言，肺之原，出于太渊；心之原，出于大陵；肝之原，出于太冲；脾之原，出于太白；肾之原，出于太溪；少阴之原，出于兑骨；胆之原，出于丘墟；胃之原，出于冲阳；三焦之原，出于阳池；膀胱之原，出于京骨；大肠之原，出于合谷；小肠之原，出于腕骨。十二经皆以俞为原者[1]，何也？

【本义】

肺之原太渊，至肾之原太溪，见《灵枢》第一篇。其第二篇曰：肺之俞太渊，心之俞大陵，肝之俞太冲，脾之俞太白，肾之俞太溪。膀胱之俞束骨，过于京骨为原；胆之俞临泣，过于丘墟为原；胃之俞陷谷，过于冲阳为原；三焦之俞中渚，过于阳池为原；小肠之俞后溪，过于腕骨为原；大肠之俞三间，过于合谷为原。盖五脏阴经，止以俞为原。六腑阳经，既有俞，仍别有原。或曰：《灵枢》以大陵为心之原，《难经》亦然。而又别以兑骨为少阴之原。诸家针灸书，并以大陵为手厥阴心主之俞，以神门在掌后兑骨之端者，为心经所注之俞。似此不同者，何也？按《灵枢》七十一篇曰：少阴无输，心不病乎？岐伯曰：其外经病而脏不病，故独取其经于掌后兑骨之端也。其余脉出入屈折，其行之疾徐，皆如手少阴心主之脉行也。又第二篇曰：心出于中冲，溜于劳宫，注于大陵，行于间使，入于曲泽，手少阴也。按：中冲以下，并手心主经俞，《灵枢》直指为手少阴，而手少阴经俞不别载也。又《素问·缪刺篇》曰：刺手心主少阴兑骨之端，各一痏，立已。又《气穴篇》曰：脏俞五十穴。王氏注：五脏俞，唯有心包经井俞之穴，而亦无心经井俞穴。又七十九难曰：假令心病，泻手心主俞，补手心主井。详此前后各经文义，则知手少阴与心主同治也。十二经皆以俞为原者，以十二经之俞，皆系三焦所行，气所留止之处也。

【集解】

〔1〕十二经皆以俞为原者　徐大椿曰："按此又错中之错，《灵枢·本输篇》五脏止有井荥俞经合，六腑则另有一原穴。然则五脏以俞为原，六腑则俞自俞而原自原，'皆'字何著。至以俞为原之说，则本《灵枢·九针十二原篇》云：'五脏有疾，当取之十二原。凡此十二原者，主治五脏六腑之有疾者也。'则十二原之名，指脏不指腑，共一十二穴，非谓十二经之原也。但其所指太渊至太溪十穴，则即《灵枢》所谓俞穴。盖五脏有俞无原，故曰以俞为原，岂可概之六腑。"

然：五脏俞者，三焦之所行[1]，气之所留止也。三焦所行之俞为原者[2]，何也？然：脐下肾间动气[3]者，人之生命也，十二经之根本也，故名曰原。三焦者，原气之别使[4]也，主通行三气[5]，经历于五脏六腑[6]。原者，三焦之尊号[7]也，故所止辄为原。五脏六腑之有病者，皆取其原也[8]。

【本义】

三焦所行之俞为原者，以脐下肾间动气，乃人之生命，十二经之根本。三焦则为原气之别使，主通行上中下之三气，经历于五脏六腑也。通行三气，即纪氏所谓下焦，禀真元之气，即原气也，上达至于中焦，中焦受水谷精悍之气，化为荣卫，荣卫之气与真元之气通行，达于上焦也。所以原为三焦之尊号，而所止辄为原，犹警跸所至称行在所也。五脏六腑之有病者，皆于是而取之，宜哉。

【集解】

〔1〕三焦之所行　按："之所"二字涉下误衍。《太素》卷十一《本输》杨注引《八十一难》"三焦"下无"之所"二字。

〔2〕三焦所行之俞为原者　**张寿颐**曰："三焦所行，盖言人上中下三部脉气之流行，非手少阳之三焦经络，故曰脐下动气，人之生命，十二经之根本。又谓三焦为原气之别使，主通行三气，岂非指上中下三部运行之气而何？此必不可误以为三焦之手少阳经者。伯仁《本义》颇能悟得此旨。"

〔3〕脐下肾间动气　《太素·本输》杨注"脐下"无"肾间"二字。

〔4〕原气之别使　**徐大椿**曰："根本原气，分行诸经，故曰别使。"

〔5〕主通行三气　《太素》杨注"主"下无"通"字。**丹波元胤**曰："'三'当是'生'字。八难'生气之原'吕注作'三气之原'可证。《礼·乐记》郑注：'生气，阴阳气也。'"

〔6〕经历于五脏六腑　《太素》杨注"历于"作"营"。

〔7〕三焦之尊号　《太素》杨注"号"作"称"。

〔8〕皆取其原也　《难经集注》无"皆"字。按：据虞注，有"皆"字，是。

〔白话解〕

六十六问：医经上说，手太阳肺经的原穴在太渊，手厥阴心包络经的原穴在大陵，足厥阴肝经的原穴在太冲，足太阴脾经的原穴在太白，足少阴肾经的原穴在太溪，手少阴心经的原穴在神门，足少阳胆经的原穴在丘墟，足阳明胃经的原穴在冲阳，手少阳三焦经的原穴在阳池，足太阳膀胱经的原穴在京骨，手阳明大肠经的原穴在合谷，手少阳小肠经的原穴在腕骨。手足阴阳十二经都把输穴作为原穴，是什么道理呢？

答：五脏各经脉的输穴，是三焦之气所运行和停止的所在。

三焦之气运行到的输穴，称为原穴，这是什么道理呢？

答：因为脐下的肾间动气，是人体维持生命的动力，也是十二经的根本，所以把它称为原气。三焦，是原气的别支，主要有沟通和运行生气的功能，它经过了五脏六腑，称它为原，就是对三焦的一种尊称。凡五脏六腑有了疾病，都可取用各经脉的原穴进行治疗。

六十七难曰：五脏募皆在阴[1]**，而俞在阳者**[2]**，何谓也？然：阴病行阳，阳病行阴，故令募在阴，俞在阳**[3]**。**

【本义】

募与俞，五脏空穴之总名也。在腹为阴，则谓之募。在背为阳，则谓之俞。募，犹募结之募，言经气之聚于此也。俞，《史·扁鹊传》作输，犹委输之输，言经气由此而输于彼也。五脏募在腹。肺之募中府二穴在胸部，云门下一寸，乳上三肋间，动脉陷中；心之募巨阙一穴，在鸠尾下一寸；脾之募章门二穴，在季胁下直脐；肝之募期门二穴，在不容两傍各一寸五分；肾之募京门二穴，在腰中季胁本。五脏俞在背行足太阳之经。肺俞在第三椎下，心俞在五椎下，肝俞在九椎下，脾俞在十一椎下，肾俞在十四椎下，皆夹脊两旁，各一寸五分。阴病行阳，阳病行阴者，阴阳经络，气相交贯，脏腑腹背，气相通应，所以阴病有时而行阳，阳病有时而行阴也。《针法》曰：从阳引阴，从阴引阳。

【集解】

〔1〕五脏募皆在阴　**孙鼎宜**曰："五当作腑，声误。"**徐大椿**曰："疑'五脏'下当有'六腑'二字。"又曰："肺募中府，属本经。心主募巨阙，属任脉。脾募章门，属肝经。肝募期门，属本经。肾募京门，属胆经。胃募中脘，属任脉。大肠募天枢，属胃经。小肠募关元，属任脉。胆募日月，属本经。膀胱募中极，属任脉。三焦募石门，属任脉，诸穴皆在腹也。"**杨玄操**曰："腹为阴，五脏之募皆在腹，故云募皆在阴；背为阳，五脏之俞皆在背，故云俞皆在阳。内脏有病，则出行于阳，阳俞在外也；外体有病，则入行于阴，阴募在腹也。故《针法》云：从阳引阴，从阴引阳，此之谓也。"**丹波元胤**曰："募，无干人身之义。募者，幕之讹也。募，旧从肉作膜。募，幕字形相近易讹。膜者内在各脏各腑之间，而外连于躯壳矣。脏腑之位于人身，背部则其气从脊骨间而输出，腹部则其幕连著于皮肉，故孔穴之直；其次者，在背谓之俞，在腹谓之幕。"

〔2〕而俞在阳者　**按**："俞"下脱"皆"字。募皆在阴，俞皆在阳，上下对文。应据杨、丁两注补。**徐大椿**曰："阳，背也。《灵枢·背输》云：'肺俞在三焦（焦即椎字）之间，心俞在五焦之间，膈俞在七焦之间，肝俞在九焦之间，脾俞在十一焦之间，肾俞在十四焦之间，皆侠脊相去三寸所。'其心包俞在四椎下，大肠俞在十六椎下，小肠俞在十八椎下，胆俞在十椎下，胃俞在十二椎下，三焦俞在十三椎下，膀胱俞在十九椎下，诸穴亦侠脊相去三寸，俱属足太阳脉，皆在背也。"

〔3〕募在阴，俞在阳　**徐大椿**曰："言阴经本皆在腹，而其俞则俱在背，阳经本皆在背，而其募则皆在腹，盖以病气互相流传，由经络本互相通贯。"**张寿颐**曰："曰募曰俞，皆经穴之一种名称。唯此所谓'募在阴，俞在阳'，则指脏腑诸募诸俞而言，实有专指。伯仁《本义》乃谓'募与俞，五脏空穴之总名'，非是。且伯仁亦历举诸募诸俞之名，而各详其穴之所在，又何得以为孔穴之总名。"

〖白话解〗

六十七问：五脏的募穴，都在属阴的胸腹部，而五脏的俞穴，都在属阳的腰背部，这应该怎样解释呢？

答：因为内脏或阴经的病气，常出行于阳分的俞穴；体表或阳经的病气，常入行于阴分的募穴。所以募穴都在属阴的胸腹部，俞穴都在属阳的腰背部。

六十八难曰：五脏六腑[1]，皆有井荥俞经合[2]，皆何所主？然：经言所出[3]为井，所流[3]为荥，所注[3]为俞，所行[3]为经，所入[3]为合。井，主心下满；荥，主身热；俞，主体重节痛；经，主喘咳寒热；合，主逆气而泄。此五脏六腑[1]井荥俞经合所主病也。

【本义】

主，主治也。井，谷井之井，水源之所出也。荥，绝小水也，井之源本微，故所流尚小而为荥。俞，输也、注也，自荥而注，乃为俞也。由俞而经过于此，乃谓之经。由经而入于所合，谓之合，合者，会也。《灵枢》第一篇曰：五脏五俞，五五二十五俞；六腑六俞，六六三十六俞；经脉十二，络脉十五，凡二十七气所行。皆井荥俞经合之所系，而所主病各不同。井，主心下满，肝木病也，足厥阴之支，从肝别贯膈，上注肺，故井主心下满。荥，主身热，心火病也。俞，主体重节痛，脾土病也。经，主喘咳寒热，肺金病也。合，主逆气而泄，肾水病也。谢氏曰：此举五脏之病，各一端为例，余病可以类推而互取也。不言六腑者，举脏足以该之。

【集解】

〔1〕五脏六腑　孙鼎宜曰："答词止言五脏，则此六腑二字可删，下文同。"

〔2〕皆有井荥俞经合　《难经集注》"皆"作"各"。吕广曰："井者木，木者肝，肝主满也。荥者火，火者心，心主身热

也。俞者土，土者脾，脾主体重也。经者金，金者肺，肺主寒热也。合者水，水者肾，肾主泄也。"**滕万卿**曰："凡诸井荥，皆属春夏，故行针之道，专主发泄；经合皆系秋冬，则其施治，亦主收藏；俞原在其中间，共为三焦之所过，则使诸经气无过不及之差。"

〔3〕出流注行入　**徐大椿**曰："出，始发源也。流，渐盛能流动也。流，流所向注也。行，通达条贯也。入，藏纳归宿也。"

〔4〕此五脏六腑　《难经集注》"六腑"下有"其"，"其"字，连下读。

〖白话解〗

六十八问：五脏六腑的经脉，都有井、荥、输、经、合的穴位，这些穴位是主治什么病证的呢？

答：医经上说：经气所出之处，称为井穴；经气所流之处，称为荥穴；经气所注之处，称为输穴；经气所行之处，称为经穴；经气所入之处，称为合穴。井穴主治心胸部以下的胀满，荥穴主治身体的热病，输穴主治身体困重，关节疼痛，经穴主治气喘咳嗽和怕冷发热，合穴主治精气厥逆和津液外泄。这些就是五脏六腑十二经脉的井、荥、输、经、合各穴所主治的病证。

从六十九难至八十一难论针法

六十九难曰：经言，虚者补之，实者泻之，不虚不实，以经取之。何谓也？然：虚者补其母，实者泻其子[1]，当先补之，然后泻之。不虚不实以经取之者，是正经自生病[2]，不中他邪也，当自取其经，故言以经取之。

【本义】

《灵枢》第十篇载，十二经皆有盛则泻之，虚则补之，不盛不虚，以经取之。虚者补其母，实者泻其子，子能令母实，母能令子虚也。假令肝病虚，即补厥阴之合，曲泉是也，实则泻厥阴之荥，行间是也。先补后泻，即后篇阳气不足，阴气有余，当先补其阳，而后泻其阴之意。然于此义不属，非阙误，即衍文也。不实不虚，以经取之者，即四十九难"忧愁思虑则伤心，形寒饮冷则伤肺"云云者，盖正经之自病者也。杨氏曰：不实不虚，是谓脏不相乘也，故云自取其经。

【集解】

〔1〕虚者补其母，实者泻其子　滕万卿曰："谓母能令子虚，则补母者，治其本也，其病从母及子也；谓子能令母实，则泻子者，治其末也，其病从子加母也。是皆他邪所为者尔。"

〔2〕是正经自生病　**按**："生"字衍。应据四十九难"是正经之自病"句例删。

〖白话解〗

六十九问：医经上说：治虚证用补法，治实证用泻法，不实不虚的病证，就在本经取穴治疗，这是什么道理呢？

答：凡是虚证，就应该补它所属的母经或母穴，凡是实证，就应该泻它所属的子经或子穴。一般地说，在治疗步骤上应当先用补法，然后用泻法。至于不实不虚的病证，可取本经腧穴治疗，因为这是本经自生的病，不是受了其他各经病邪的影响，所以应当取其自病的经脉腧穴，因此医经上说"以经取之"。

七十难曰：春夏刺浅[1]，秋冬刺深者，何谓也？然：春夏者，阳气[2]在上，人气[2]亦在上[2]，故当浅取之；秋冬者，阳气在下，人气亦在下[2]，故当深取之。

【本义】

春夏之时，阳气浮而上，人之气亦然，故刺之当浅，欲其无太过也。秋冬之时，阳气沉而下，人气亦然，故刺之当深，欲其无不及也。经曰：必先岁气，无伐天和，此之谓也。四明陈氏曰：春气在毛，夏气在皮，秋气在分肉，冬气在骨髓，是浅深之应也。

【集解】

〔1〕春夏刺浅 《难经集注》"春夏"上有"经言"二字。

〔2〕阳气 人气 在上 在下 徐大椿曰："阳气，谓天地之气。人气，谓营卫之气。上，谓皮肉之上。下，谓筋骨之中。"

春夏各致[1]一阴，秋冬各致[1]一阳者，何谓也？然春夏温，必致一阴者，初下针，沉之至肾肝之部[2]，得气，引持[3]之阴也。秋冬寒，必致一阳者，初内针，浅而浮之至心肺部[4]，得气，推内之阳也。是谓春夏必致一阴，秋冬必致一阳。

【本义】

致，取也。春夏气温，必致一阴者，春夏养阳之义也。初下针，即沉之至肾肝之部，俟其得气，乃引针而提之，以至于心肺之分，所谓致一阴也。秋冬气寒，必致一阳者，秋冬养阴之义也。初内针，浅而浮之，当心肺之部，俟其得气，推针而内之，以达于肾肝之分，所谓致一阳也。此篇致阴致阳之说，越人特推其理，有如是者尔。凡用针补泻，自有所宜，初不必是相拘也。

【集解】

〔1〕各致　　按：“各”应作“必”，探下文可证。**徐大椿**曰：“致，取也，谓用针以取其气也。”

〔2〕沉之至肾肝之部　　按：“沉之”上脱“深而”二字。致一阴，初下针，深而沉之；致一阳，初内针，浅而浮之，上下文义相对。此应据《难经古义》补。**滕万卿**曰：“方刺之初，先深下之在筋骨之部，窥针下所动之气，乃引浮之，留在浅处，而后行针久之，此所谓春夏致一阴之法，而其治专在浅处，盖春夏阳气升浮之时，故人气亦提举以从其道焉。”

〔3〕引持　　按：“引持”谓引其气而守之。《释名·释姿容》：“持，跱也，跱之于手中也。”由此义引申“持”有“守”义。《国语·越语》韦注：“持，守也。”滑氏训“持”为“提”，徐氏训“持”为“出”，均非是。

〔4〕浅而浮之至心肺部　　**滕万卿**曰：“其刺之初，先浅内之在皮肤之分，针下得气，渐推下之，留在深处，而后行针久之，此所谓秋冬致一阳之法，而其治专在深处。盖秋冬阳气降沉之时，故人气亦重坠以从之耳。两‘初’字勿轻看过，此盖下针初一手法，而非谓至其经犹且如是矣。”

〖白话解〗

七十问：医经上说：春夏的时候针刺应浅，秋冬的时候针刺应深，这是什么道理呢？

答：春夏两季，自然界的阳气向上，人身的阳气也浮现在肌肤的上层，所以应该用浅刺的方法；秋冬两季，自然界的阳气沉伏于下，人身的阳气，也匿藏在筋骨的深层，所以应该用深刺的方法。

春夏两季需要各引一阴之气，秋冬两季需要各引一阳之气，这又是什么道理呢？

答：因为春夏气候温暖，必须引导一阴之气上越养阳，所以在开始下针时，要深刺到肝肾所主的筋骨部分，等针下得气后，再将针提举，以引肝肾的阴气上达阳分。秋冬气候寒凉，必须引导一阳之气下行养阴，所以在开始进针时，要浅刺到心肺所主的血脉与皮肤部分，等针下得气后，再将针插进，以推送心肺的阳气深达阴分。这就是所谓春夏必须引导一阴之气，秋冬必须引导一阳之气的针法。

七十一难曰：经言，刺荣无伤[1]卫，刺卫无伤[1]荣，何谓也？然：针阳者，卧针而刺之；刺阴者[2]，先以左手摄按[3]所针荣俞之处，气散[4]乃内针。是谓刺荣无伤卫，刺卫无伤荣也。

【本义】

荣为阴，卫为阳，荣行脉中，卫行脉外，各有所浅深也。用针之道亦然。针阳，必卧针而刺之者，以阳气轻浮，过之恐伤于荣也。刺阴者，先以左手按所刺之穴，良久，令气散乃内针。不然，则伤卫气也。无，毋通，禁止辞。

【集解】

〔1〕无伤　《太平圣惠方》卷九十九"无伤"下有"于"字。**杨玄操**曰："人皮三分为卫气，病在卫用针则浅，故卧针而刺之，恐其深伤荣气故也。入皮五分为荣气，故先按所针之穴，待气散乃内针，恐伤卫气故也。"**滕万卿**曰："伤者，言荣出气，卫出血。盖刺荣者，有事于血，故以其左手先摄按所针之俞，令卫气散而内针，则浮气不乱，是刺荣无伤卫也。刺卫者，有事于气，故斜其针以行之，则无坠下之过，是刺卫无伤荣也。《灵枢》唯以气血有浅深之分而言，此篇直谓行针之法，而实则彼此互相发明。"

〔2〕刺阴者　**按**："刺"应作"针"。"针阳"、"针阴"一律。应据《圣济总录》卷一百九十一《经脉统论》引改。

〔3〕先以左手摄按　《太平圣惠方》卷九十九"摄"作"捻"。**按**：七十八难"摄"作"厌"。"摄"，"厌"同有"持"义，因此相通。"厌"与"压"同。《左传》襄公三十一年释文

172

"厌"本作"压"。本经前曰"摄按"，后曰"厌按"，质而言之，即压按也。至谓摄有摄法，似为后人创新之说，而非《难经》之本义也。

〔4〕气散乃内针　按："气散"上脱"候"字，应据《太平圣惠方》补。

〖白话解〗

七十一问：医经上说：刺营不可伤卫，刺卫不可伤营，这应怎样解释呢?

答：针刺在阳分的卫气，应该用横针的手法浅刺；针刺在阴分的营气，应该先用左手持按所要针刺的穴位，使局部的卫气散开而后进针，这就是所谓刺营不可伤卫，刺卫不可伤营的针法。

七十二难曰：经言，能知迎随之气[1]**，可令调之；调气之方，必在阴阳**[2]**。何谓也? 然：所谓迎随者，知荣卫之流行，经脉之往来也**[3]**。随其逆顺而取之**[4]**，故曰迎随。**

【本义】

迎随之法，补泻之道也。迎者，迎而夺之。随者，随而济之。然必知荣卫之流行，经脉之往来。荣卫流行，经脉往来，其义一也。知之而后可以视夫病之逆顺，随其所当而为补泻也。四明陈氏曰：迎者，迎其气之方来而未盛也，以泻之。随者，随其气之方往而未虚也，以补之。愚按迎随有二，有虚实迎随，有子母迎随，陈氏之说，虚实迎随也。若七十九难所载，子母迎随也。

【集解】

〔1〕能知迎随之气　楼英曰："迎随之法有三：此法以针头迎随经脉之往来，一也；又泻子为迎而夺之，补母为随而济之，二也；又呼吸出纳针，亦名迎随，三也。又针头之迎随者，谓荣卫之流行，经脉之往来，手之三阴，从胸走手，手之三阳，从手走头；足之三阳，从头走足；足之三阴，从足走腹。迎者，以针

头斜迎三阴三阳之来处针去也。随者，以针头斜随三阴三阳之往
处针去也。"

〔2〕必在阴阳 《灵枢·终始》"在"作"通"。

〔3〕知荣卫之流行，经脉之往来也 滕万卿曰："按谓迎随
者，所谓为补泻之术也，然其法不一。所谓知荣卫之流行，经脉
之往来者，荣行脉中，昼夜五十度，从漏水与息数而流，且卫气
昼行诸阳，夜行诸阴，是谓荣卫流行也；手三阳从手至头，足三
阳从头至足，手三阴从腹至手，足三阴从足至腹，是谓经脉往来
也。滑注以二句为一义者，粗矣。"

〔4〕随其逆顺而取之 滕万卿曰："随其逆顺而取之者，假
如足三阳从头下行至足，将泻之，则先使针锋逆其流而向上，谓
之迎；将补之，则使针顺流而向下，谓之随。如手三阳从手上行
至头，将泻之，则亦逆流向下，谓之迎；将补之，则顺流向上，
谓之随。余可推知。此篇所言，即逆顺之迎随是矣。"

**调气之方，必在阴阳者，知其内外表里，随其阴阳而调
之，故曰调气之方，必在阴阳。**

【本义】

在，察也。内为阴，外为阳；表为阳，里为阴，察其
病之在阴在阳而调之也。杨氏曰：调气之方，必在阴阳者，
阴虚阳实，则补阴泻阳；阳虚阴实，则补阳泻阴；或阳并
于阴，或阴并于阳；或阴阳俱虚俱实，皆随其所见而调之。
谢氏曰：男外女内，表阳里阴。调阴阳之气者，如从阳引
阴，从阴引阳，阳病治阴，阴病治阳之类。

〔**白话解**〕

七十二问：医经上说：能够懂得针刺手法上的迎随经脉之
气，可以使经脉之气得到调和。而调气的方法，首先就在于调和
阴阳，这应怎样解释呢？

答：所谓迎随，就是先要知道营卫之气在经脉中的分布流行

和各经脉往来运转的走向，随着它循行的逆顺方向，迎其来势逆取，或随其去势顺取，所以叫做迎随。所谓调气之方，必在阴阳，也就是先要认识人体在内外表里的相互关系，随着它的阴阳偏盛偏虚进行调治，使之达于平衡。因此说，调气的方法，必须在于辨别阴阳。

七十三难曰：诸井者，肌肉浅薄，气少，不足使也，刺之奈何？ 然：诸井者，木也；荥者，火也。火者，木之子，当刺井者，以荥泻之。故[1]**经言补者不可以为泻，泻者不可以为补。此之谓也。**

【本义】

诸经之井，皆在手足指梢，肌肉浅薄之处，气少，不足使为补泻也。故设当刺井者，只泻其荥。以井为木，荥为火，火者，木之子也。详越人此说，专为泻井者言也。若当补井，则必补其合。故引经言补者不可以为泻，泻者不可以为补，各有攸当也。补泻反，则病益笃，而有实实虚虚之患，可不谨欤！

【集解】

〔1〕泻之。故　　**叶霖曰：**"'泻之'下，'故'字上，该有论补母之法，故以此二句总结之。否则，文气不属，此中或有阙简。"

〖**白话解**〗

七十三问：各井穴都在肌肉浅薄的部位，经气微少，不便于使用泻法，如果要用泻法，应怎样来针刺呢？

答：五脏的各个井穴，都是属木，各个荥穴，都是属火。火，是木的子，当需要针刺井穴时，可以改用荥穴施行泻法。因此在医经上曾说，当用补法的，不可妄行泻法，当用泻法的，也不可妄行补法，就是这个道理。

七十四难曰：经言春刺井[1]，夏刺荥，季夏刺俞，秋刺经，冬刺合者，何谓也？然：春刺井者，邪在肝；夏刺荥者，邪在心；季夏刺俞者，邪在脾；秋刺经者，邪在肺；冬刺合者，邪在肾。

【本义】

荥俞之系四时者，以其邪各有所在也。

【集解】

〔1〕春刺井 丁锦曰："春夏秋冬之刺井荥俞经合，非必春刺井。其邪在肝者，刺井也。井，属木，春也，故云春刺井也，余脏皆然。"

其肝、心、脾、肺、肾，而系于春、夏、秋、冬者，何也？然：五脏一病，辄有五色[1]。假令肝病：色青者肝也，臊臭者肝也，喜酸者肝也，喜呼者肝也，喜泣者肝也。其病众多，不可尽言也。四时有数，而并系于春、夏、秋、冬者也[2]。针之要妙，在于秋毫者也。

【本义】

五脏一病，不止于五，其病尤众多也。虽其众多而四时有数，故病系于春夏秋冬，及井荥俞经合之属也。用针者必精察之。详此篇文义，似有缺误。今且依此解之，以俟知者。

【集解】

〔1〕辄有五色 按："色"字误，应依《难经集注》改作"也"。丁注："五脏一病，辄有五者，谓五声、五色、五味、五液、五臭。"

〔2〕四时有数，而并系于春、夏、秋、冬者也 周学海曰："按此承上节而问何以必春治肝，夏治心，季夏治脾，秋治肺，冬治肾也。答言病各有五，病变众多，治法不能尽言。（原注：如所患邪在肝，虽秋时亦宜治肝。所患邪在心，虽冬时亦宜治心是也）四时则有定数，故系之以见大义耳。此与十六难皆切示治病以审证为准，不可拘于成说也。"

七十四问：医经上说：春天适合刺井穴，夏天适合刺荥穴，季夏适合刺输穴，秋天适合刺经穴，冬天适合刺合穴，这应怎样解释呢？

答：春天刺井穴，因病邪常在肝；夏天刺荥穴，因病邪常在心；季夏刺输穴，因病邪常在脾；秋天刺经穴，因病邪常在肺；冬天刺合穴，因病邪常在肾。

像这样，将肝，心、脾，肺、肾五脏，分别联系了春夏秋冬，这又应怎样解释呢？

答：因为五脏中的任何一脏发生病变，往往随着它的相应季节，在五色、五臭、五味、五声、五液方面也有相应的表现。假使肝脏发生疾病，凡面现青色的，有燥气的，喜食酸味的，常发出呼，叫声的，时时流泪的，都是肝病的特征。五脏的病更是多种多样了，不可能一时说得完的。一年四季都有一定的时令气候，而井、荥、输、经、合各穴都和春夏秋冬的时令气候有所联系。针刺的要妙，就在于这些精细的地方。

七十五难曰：经言，东方实[1]，西方虚，泻南方，补北方，何谓也？然：金木水火土，当更相平[2]。东方木也，西方金也[3]。木欲实[4]，金当平之；火欲实[4]，水当平之；土欲实，木当平之；金欲实，火当平之；水欲实，土当平之。东方肝也[5]，则知肝实；西方肺也，则知肺虚[6]。泻南方火，补北方水[7]。南方火[8]，火者木之子也；北方水[9]，水者木之母也。水胜火，子能令母实，母能令子虚。故泻火补水，欲令金不得平木也[10]。经曰：不能治其虚，何问其余。此之谓也。

【本义】

金不得平木，"不"字疑衍。东方实，西方虚，泻南方，补北方者，木金火水欲更相平也。木火土金水之欲实，五行之贪胜而务权也。金水木火土之相平，以五行所胜而制其贪也。经曰：一脏不平，所胜平之。东方肝也，西方肺也。东方实，则知西方虚矣。若西方不虚，则东方安得而过于实邪？或泻或补，要亦抑其甚而济其不足，损过就中之道也。水能胜火，子能令母实，母能令子虚。泻南方火者，夺子之气，使食母之有余；补北方水者，益子之气，使不食于母也。如此则过者退，而抑者进，金得平其木，而东西二方，无复偏胜偏亏之患矣。越人之意，大抵谓东方过于实，而西方之气不足，故泻火以抑其木，补水以济其金，是乃使金得与水相停，故曰欲令金得平木也。若曰欲令金不得平木，则前后文义窒碍，竟说不通。使肝木不过，肺不虚，复泻火补水，不几于实实虚虚耶？八十一难文义正与此互相发明。九峰蔡氏谓水火金木土谷，唯修取相制以泄其过，其意亦同。故结句云，不能治其虚，何问其余？盖为知常而不知变者之戒也。此篇大意，在肝实肺虚，泻火补水上。或问子能令母实，母能令子虚，当泻火补土为是。盖子有余则不食母之气，母不足则不能荫其子。泻南方火，乃夺子之气，使食母之有余；补中央土，则益母之气，使得以荫其子也。今乃泻火补水，何欤？曰：此越人之妙，一举而两得之者也。且泻火，一则以夺木之气，一则以去金之克；补水，一则以益金之气，一则以制火之光；若补土，则一于助金而已，不可施于两用，此所以不补土而补水也，或又问母能令子实，子能令母虚，五行之道也。今越人乃谓子能令母实，母能令子虚，何哉？曰：是各有其说也。母能令子实，子能令母虚者，五行之生化；子能令母实，母能令子虚者，针家之予夺，固不相侔也。四明陈氏曰：仲景云，木行乘金，名曰横。《内经》曰：气有余，则制己所胜，而侮所不胜。木实金虚，是木横而凌金，侮所不胜也。木实本以金平之。然以其气正强而横，金平之，则两不相伏而战，战则实者亦伤，虚者亦败。金虚，本资气于土。然其时土亦受制，未足以资。故取水为金之子，又为木之母。于是泻火补水，使水胜火，则火馁而取气于木，木乃减而不复实，水为木母，此母能令子虚也。木既不实，其气乃平，平则金免木凌，而不复虚，水为金子，此子能令母实也。所谓金不得平木，不得径以金平其木，必泻火补水而旁治之，使木金之气自然两平耳。今按陈氏此说，亦自有理。但为"不"之一字所缠，未免牵强费辞。不若直以"不"字为衍文尔。观八十一篇中，当知金平木一语可见矣。

【集解】

〔1〕东方实　草刈三越曰："东方实四句，当言虚劳证因也。东方实、西方虚，此二句言病证。泻南方、补北方，此二句言病因而及治法也。盖劳极病，其因肾水虚惫而不能制火，火已亢，则肺金受克而兹虚；肺金既虚，则肝木无所畏而日实，故其证，下气逆，上熏胸中，咳嗽咯血，潮热时来，精神恍惚，梦多，盗汗不息，肌肉干瘦者，皆肝实也。故曰东方实者，知西方虚，所以西方虚者，南方有余也，南方亢者，本是北方不足也。故补水泻火，则金不虚而木亦不实。"

〔2〕当更相平　《太平圣惠方》卷九十九"更"作"互"。

〔3〕西方金也　《太素》卷八杨注引《八十一难》无"西方"四字。

〔4〕木欲实　火欲实　任锡庚曰："欲，将然也。东方之木将实，西方之金当可平之，南方之火将实，北方之水当可平之，此金克木，水克火，乃五行自然之性。如东方之木未实，南方之火未实，而西方之金，极具克木之性；北方之水，仍存克火之性。不能因木未实，金即改性；火未实，水即改性，此越人明言木实、火实，而使金水来克，以使其平。否则，务宜东方木实，以耐金之相克；尤宜西方金虚，以免制木之嫌；更宜泻南方火，不使其燎原，补北方水，俾其水液充足。文固以四方立言，而大义则应于人身脏腑也。必令如此，乃得脏腑之平。故曰东方肝也，则知肝宜实；西方金也，则知肺宜虚。如此则肝木不为肺金所侵

害，其理明矣。泻南方火，补北方水，即阳常有余，阴常不足之理。"

〔5〕东方肝也 《太素》卷八杨注引《八十一难》"东方"下有"者"字。

〔6〕则知肝实，西方肺也，则知肺虚 《太素》卷八杨注引《八十一难》"则知"三句作"肝实则知肺虚"。

〔7〕泻南方火，补北方水 按："火"、"水"二字涉下误衍，应据《太素》卷八杨注引《八十一难》删。

〔8〕南方火 按："火"字涉下衍。"南方"应属下读。此宜据《太素》卷八杨注引文删正。

〔9〕北方水 按："水"字涉下衍。"北方"应属下读。此宜据《太素》卷八杨注引文删正。

〔10〕欲令金不得平木也 《难经集注》"得"作"能"。**孙一奎**曰："不字非衍。不径以金平木，故有泻火补水之治。观越人谓金木水火土当更相平，'更'字与'不'字，乃一篇之大关键也。此'更'字与二十难'更相乘'、'更相伏'之'更'字义同，谓互相平制，不直令金以平木也。观仲景木行乘金曰横之横字，则知金非等闲之虚，即骤补之，犹未能自保，况欲令其得平木乎。彼金之得平木，乃以五行顺相平者言也，此以五行更相平者言也，'更'与'顺'自当有别。不然，越人何不径去补金使得平木，而乃曰泻南方、补北方哉。越人之微意，正欲泻火以泻木之余，补水以实金之虚，五行递相济养，更互克伐，子为母复仇之义，故曰欲令金不得平木也。"

〖白话解〗

七十五问：医经上说：属东方的一脏偏实，属西方的一脏偏虚，采用对属南方的一脏施行泻法，对属北方的一脏施行补法，这应怎样解释呢？

答：五行之中的金、木、水、火、土，应当在相互之间保持平衡协调的关系。东方是属木的，西方是属金的，如果木将偏盛，应该由金来克它，以求得平衡；火将偏盛，应该由水来克它，以求得平衡；土将偏盛，应该由木来克它，以求得平衡；金将偏盛，应该由火来克它，以求得平衡；水将偏盛，应该由土来克它，以求得平衡。东方属肝，东方的一脏偏实，就是指肝实证；西方属肺，西方的一脏偏虚，就是指肺虚证。治疗时采用泻南方的心脏，补北方的肾脏，就是因为南方属火，火是木的子；北方属水，水是木的母。由于水能胜火，补属子的一脏，可以使母脏的脏气充实；泻属母的一脏，可以使子脏的脏气衰减。所以泻南方心火，补北方肾水，就是为了使金能制约肝木而得其平。医经上说，不能掌握治虚证的法则，怎样还谈得上治疗其他疾病呢？这就是以上所说的意思。

七十六难曰：何谓补泻？当补之时，何所取气？当泻之时，何所置[1]气？然：当补之时，从卫取气[2]；当泻之时，从荣置气[3]。其阳气不足，阴气有余，当先补其阳，而后泻其阴；阴气不足，阳气有余，当先补其阴，而后泻其阳。荣卫通行，此其要也。

【本义】

《灵枢》五十二篇曰：浮气之不循经者为卫气。其精气之行于经者为荣气。盖补则取浮气之不循经者，以补虚处；泻则从荣置其气而不用也。置，犹弃置之置。然人之病，虚实不一。补泻之道，亦非一也。是以阳气不足，而阴气有余，则先补阳而后泻阴以和之；阴气不足，而阳气有余，则先补阴而后泻阳以和之。如此则荣卫自然通行矣。补泻法，见下篇。

【集解】

〔1〕置　按："置"与上"取"字相对。《华严音义》上引《广雅》："置，舍也。"

〔2〕当补之时，从卫取气　滕万卿曰："所谓从卫取气者，浅留其针，得气因推下之，使其浮散之气，取入脉中，是补之也。"

〔3〕当泻之时，从荣置气　滕万卿曰："从荣置气者，深而留之，得气因引持之，使脉中之气散置于外，是泻之也。此似与前所言春夏致一阴，秋冬致一阳同。然彼以四时阴阳升降之道言之，此乃以一经增减之法言之。"

【白话解】

七十六问：什么叫做补泻？当用补法的时候，从哪里取气？当用泻法的时候，又从哪里散气？

答：当用补法的时候，可在表阳部分浅刺取气，当用泻法的时候，可在里阴部分深刺散气。若阳气不足，阴气有余的，应当先补它的阳气，然后再泻它的阴气；阴气不足，阳气有余的，应当先补它的阴气，然后再泻它的阳气，使营卫之气都能正常流行，这就是施行针刺补泻的重要原则。

七十七难曰：经言上工治未病[1]，中工治已病者，何谓[2]也？然：所谓治未病者，见肝之病，则知肝当传之与脾[3]，故先实其脾气，无令得受肝之邪[4]，故曰治未病焉。中工者[5]，见肝之病，不晓相传，但一心治肝[6]，故曰治已病也。

【本义】

见肝之病，先实其脾，使邪无所入，治未病也，是为上工。见肝之病，一心治肝，治已病也，是为中工。《灵枢》五十五篇曰：上工刺其未生也，其次刺其未盛者也，其次刺其已衰者也，下工刺其方袭者也，与其形之盛者也，与其病之与脉相逆者也。故曰方其盛也，勿敢毁伤，刺其已衰，事必大昌。故曰上工治未病，不治已病。此之谓也。

【集解】

〔1〕未病　按："未病"指其尚未受邪。

〔2〕何谓　《类说》引"何"下无"谓"字。

〔3〕则知肝当传之与脾　《类说》引"之与"二字作"于"。

〔4〕无令得受肝之邪　《类说》引"得"作"脾"。

〔5〕中工者　《难经集注》"中工"下有"治已病"三字。

〔6〕但一心治肝　《类说》"但"作"且"。

〖白话解〗

七十七问：医经上说，上等的医工能预防还未发作的病，中等的医工只能治疗已发作的病，这应怎样解释呢？

答：所谓上工治未病，例如看到肝脏有了病变时，就会知道肝脏的病邪将会传给脾脏，应该预先充实脾土之气，不叫它遭受肝邪的侵袭，因此说，上等的医工能预防还未发作的病。所谓中工治已病，就是当肝脏发病时，不懂得相互传变的道理，只是一味地专治肝病，所以说，只能治疗已发作的病。

七十八难曰：针有补泻，何谓也？然：补泻之法，非必呼吸出内针也。知为针者[1]，信其左[2]；不知为针者，信其右[3]。当刺之时，先以左手厌按所针荣俞之处[4]，弹而努之[5]，爪而下之，其气之来，如动脉之状，顺针而刺之。得气因推而内之，是谓补；动而伸之，是谓泻。不得气，乃与男外女内；不得气，是谓十死不治也。

【本义】

弹而努之，鼓勇之也。努，读若怒。爪而下之，掐之稍重，皆欲致其气之至也。气至指下，如动脉之状，乃乘其至而刺之。顺，犹循也，乘也。停针待气，气至针动，是得气也。因推针而内之，是谓补；动针而伸之，是谓泻。此越人心法，非呼吸出内者也，是固然也。若停针候气，久而不至，乃与男子则浅其针而候之卫气之分，女子则深其针而候之荣气之分，如此而又不得气，是谓其病终不可治也。篇中前后二气字不同，不可不辨。前言气之来，如动脉状，未刺之前，左手所候之气也。后言得气不得气，针下所候之气也，此自两节。周仲立乃云：凡候气，左手宜略重之。候之不得，乃与男则少轻其手于卫气之分以候之，女则重其手于荣气之分以候之。如此则既无前后之分，又昧停针待气之道，尚何所据为补泻耶？

【集解】

〔1〕知为针者　《难经集注》"知"上有"然"字。

〔2〕信其左　**滕万卿**曰："所谓厌按所针，弹而努之，爪而下之者，皆谓用左手之法，如此而气来至，则遂直刺之，而随其针下得气，徐以深之，此即补之之法也。"

〔3〕信其右　**徐大椿**曰："信其右，即上呼吸出内针也。持针以右手，故曰信其右。"

〔4〕先以左手厌按所针荣俞之处　《难经集注》"先"上有"必"字。**丹波元胤**曰："'厌'、'压'古通。《说文》曰：'压，一曰塞补。'厌按，即塞按所针之俞也。"

〔5〕弹而努之　**按：**《素问·离合真邪论》"努"作"怒"。"努"与"怒"通。弹而怒之，谓以指弹之，使其瞋起。

〖白话解〗

七十八问：针刺有补法和泻法，这怎样解释呢？

答：补泻的针法，不是一定以呼吸出纳作为行针的关键。如果懂得针法的，善用他押穴的左手；不懂得针法的，只能用他持针的右手。当进行针刺的时候，必定先用左手按压所要刺的穴位，用手指轻弹皮肤，促使肌肉紧张，再用指甲向下将穴位掐住，那经脉之气来到指下时，好像动脉搏动的形状，就顺势将针刺入，待针下得气之后，随着再将针推进，这叫做补法；动摇针身而引其气外出的，就叫做泻法。假如针下不得气，就当采用男子浅提，女子深刺的方法；如果仍不得气，这是必死不治的病证。

七十九难曰：经言迎而夺之，安得无虚？随而济之[1]，安得无实？虚之与实，若得若失[2]；实之与虚，若有若无[3]。何谓也？

【本义】

出《灵枢》第一篇。得，求而获也。失，纵也，遗也。其第二篇曰：言实与虚，若有若无者，谓实者有气，虚者无气也。言虚与实，若得若失者，谓补者必然若有得也，泻者恍然若有失也。即第一篇之义。

【集解】

〔1〕随而济之　《灵枢·九针十二原》"随"作"追"。

〔2〕虚之与实，若得若失　**滕万卿**曰："所谓得失者，指行针之事而言。虚主聚气，是谓之得；实主散邪，是谓之失。"**玄医**曰："病邪实者，针头有碍若得；病气虚者，针头空虚若失也。"

〔3〕实之与虚，若有若无　**滕万卿**曰："所谓有无者，指病之所在而言。邪气实处，是谓之有；正气虚处，是谓之无。"**玄医**曰："虚者弄针补，则空虚处若有；实者以针泻，则滞碍处若无。"

然：迎而夺之者，泻其子也；随而济之者，补其母也。假令心病泻手心主俞，是谓迎而夺之[1]者也；补手心主井，是谓随而济之[1]者也。

【本义】

迎而夺之者，泻也；随而济之者，补也。假令心病，心，火也。土为火之子。手心主之俞，大凌也。实则泻之，是迎而夺之也。木者，火之母，手心主之井，中冲也，虚则补之，是随而济之也。迎者，迎于前，随者，随其后。此假心为例，而补泻则云手心主，即《灵枢》所谓少阴无俞者也。当与六十六难并观。

【集解】

〔1〕迎而夺之　随而济之　**徐大椿**曰："经文迎随，是以经气之顺逆往来而用针者，候其气之呼吸出入及针锋之所向以为补泻，两经之法甚备。今乃针本经来处之穴，为迎为泻，针去处之穴，为随为补。盖经文以一穴之顺逆为迎随，此以本穴之前后穴

为迎随，义实相近，而法各殊。"**玄医**曰："此子母迎随之法也。举心为例，他经仿此。假令心病，心火也，土为火之子。手心主之俞，大陵土也，实则泻之，是迎而夺之也。木者火之母，手心主之井，中冲木也，虚则补之，是随而济之也。迎者，迎于前，随者，随其后也。"

所谓实之与虚者，牢濡之意也。气来实牢者为得，濡虚者为失[1]**，故曰若得若失也。**

【本义】

气来实牢，濡虚，以随济迎夺而为得失也。前云虚之与实，若得若失，实之与虚，若有若无。此言实之与虚，若得若失。盖得失有无，义实相同，互举之，省文耳。

【集解】

〔1〕气来实牢者为得，濡虚者为失　**徐大椿**曰："气，指针下之气也。其气来而充实坚牢为得，濡弱虚微为失。"

〖白话解〗

七十九问：医经上说：运用迎而夺之的泻法，哪能不使邪气由实转虚呢？运用随而济之的补法，又哪能不使正气由虚转实呢？针刺虚证和实证，虚用补法会若有所得，实用泻法会若有所失；针刺实证和虚证，实证指下会感觉紧牢充实有气，虚证指下会感觉软弱空虚无气。这些应该怎样解释呢？

答：迎而夺之，就是在属子的穴位施行泻法；随而济之，就是在属母的穴位施行补法。例如属火的心经发生病变时，就当针泻手厥阴心包络经属土的输穴，这就是称为迎而夺之的泻法。针补手厥阴心包络经属木的井穴，这就是称为随而济之的补法。至于正邪的盛衰，在针下的感觉，就是坚紧有力和濡软无力的意思。针下感觉气来坚实有力的就称为得，针下感觉到濡软空虚的就称为失。所以说若有所得，若有所失。

八十难曰：经言有见如入，有见如出者，何谓也？然：所谓有见如入者，谓左手见气来至乃内针，针入见气尽[1]，乃出针。是谓有见如入，有见如出也。

【本义】

所谓有见如入下，当欠"有见如出"四字。如，读若而。《孟子》书：望道而未之见。而，读若如。盖通用也。有见而入出者，谓左手按穴待气来至乃下针，针入候其气应尽而出针也。

【集解】

〔1〕尽 古林正祯曰："此'尽'字，非亡尽之尽也，极尽之尽也，其针下之气，十分来尽，乃出针也。"

〖白话解〗

八十问：医经上说：有见如入，有见如出，这两句话是什么意思？

答：所谓有见如入，有见如出，就是说先用左手压穴，待指下感到经气来到时，就随着将针刺入；进针之后，在针下感到经气已散时，就可以出针。这就是所谓有见如入、有见如出的意思。

八十一难曰：经言，无实实虚虚[1]，损不足而益有余。是寸口脉耶？将病自有虚实耶[2]？其损益奈何？然：是病非谓寸口脉也[3]，谓病自有虚实也。假令肝实而肺虚，肝者木也，肺者金也，金木当更相平，当知金平木。假令肺实而肝虚，微少气，用针不补其肝，而反重实其肺，故曰实实虚虚，损不足而益有余。此者中工之所害也[4]。

【本义】

"是病"二字，非误即衍。肝实肺虚，金当平木，如七十五难之说。若肺实肝虚，则当抑金而扶木也。用针者，乃不补其肝，而反重实其肺，此所谓实其实而虚其虚，损不足而益有余，杀人必矣。中工，中常之工，犹云粗工也。按

《难经》八十一篇，篇辞甚简，然而荣卫度数，尺寸位置，阴阳王相，脏腑内外，脉法病能，经络流注，针刺穴俞，莫不该尽。而此篇尤创艾切切，盖不独为用针者之戒，凡为治者，皆所当戒，又绝笔之微意也。乌乎！越人当先秦战国时，与《内经·灵枢》之出不远，必有得以口授面命，传闻晔晔者，故其见之明而言之详，不但如史家所载长桑君之遇也。邵氏乃谓经之当难者，未必止此八十一条，噫！犹有望于后人欤。

【集解】

〔1〕无实实虚虚　**孙鼎宜**曰："据下文，'无'字当衍。"

〔2〕将病自有虚实耶　**徐大椿**曰："耶一作也。"

〔3〕是病非谓寸口脉也　**按**："病"字涉下"谓病"衍。"是非谓寸口脉也"与上"是寸口脉耶"问词正相应。滑氏谓"是病"二字非误即衍。孙一奎谓"是病"二字非衍。均未尽允。

〔4〕此者中工之所害也　**徐大椿**曰："害谓不惟不能治其病，而反害其人也。"**按**："者"有"则"义，"者"，"则"可互训。

〖白话解〗

八十一问：医经上说：不要对实证再用补法，不要对虚证再用泻法。损害不足而补益有余，这是指寸口的脉象虚实，还是指疾病本身所有的虚实呢？其中损害和补益的错误情况是怎样的？

答：这不是指寸口的脉象，是说疾病本身所有的虚实。假使肝实而肺虚的病，肝是属木的，肺是属金的，金与木之间，应该相互制约，所以对这种肝实肺虚的病，采取补肺泻肝的疗法，使金能够平木。相反的，假使肺实而肝虚的病，肝木之气已很微弱，在施针时，不去补益偏虚的肝木，反而更补益偏盛的肺金，便是补实泻虚，损害不足而补益有余。这些就是中等医工所造成的祸害。

附录一：《难经》各注序跋

《难经集注》序

《黄帝八十一难经》者，斯乃勃海秦越人之所作也。越人受桑君之秘术，遂洞明医道，至能彻视藏府刳肠剔心，以其与轩辕时扁鹊相类，乃号之为扁鹊，又家于卢国，因命之曰卢医。世或以卢扁为二人者，斯实谬矣。按黄帝有《内经》二帙，帙各九卷，而其义幽赜，殆难穷览。越人乃采摘英华，抄撮精要，二部经内凡八十一章，勒成卷轴，伸演其道，探微索隐，垂示后昆，名为《八十一难》，以其理趣深远，非卒易了故也。既宏畅圣言，故首称黄帝，斯乃医经之心髓，救疾之枢机，所谓脱牙角于象犀，收羽毛于翡翠者矣。逮于吴太医令吕广为之注解，亦会合元宗，足可垂训，而所释未半，余皆见阙。余性好医方，问道无倦，斯经章句，特承师授。既而耽研无斁，十载于兹，虽未达其本源，盖亦举其纲目。此教所兴，多历年代，非唯文句舛错，抑亦事绪参差，后人传览，良难领会。今辄条贯编次，使类例相从，凡为一十三篇，仍旧八十一首。吕氏未解，今并注释，吕氏注不尽，因亦伸之，并别为音义，以彰厥旨。昔皇甫元晏总三部为《甲乙》之科。近世华阳陶贞白广《肘后》为百一之制，皆所以留情极虑，济育群生者矣。余今所演，盖亦远慕高仁，迩遵圣德。但恨庸识有量，圣旨无涯，缌促汲深，元致准尽。

前歙州歙县尉杨玄操序

《难经本义》自序

《难经本义》者，许昌滑寿本《难经》之义而为之说也。《难经》相传为渤海秦越人所著，而《史记》不载，《隋·唐书·经籍艺文志》，乃有秦越人《黄帝八十一难经》二卷之目，岂其时门人子弟，私相授受，太史公偶不及见之耶？考之《史记正义》及诸家之说，则为越人书不诬矣。盖本黄帝《素问》、《灵枢》之旨，设为问答，以释疑义，其间荣卫度数，尺寸部位，阴阳王相，藏府内外，脉法病能，与夫经络流注，针刺俞穴，莫不该备，约其辞，博其义，所以扩前圣而启后贤，为生民虑者，至深切也。历代以来，注家相踵，无虑数十。然或失之繁，或失之简，醇疵淆混，是非攻击。且其书经华佗煨烬之余，缺文错简，不能无遗憾焉。夫天下之事，循其故则其道立，浚其源则其流长，本其义而不得其旨者，未之有也。若上古《易》书，本为卜筮，设子朱子推原象占，作为《本义》而四圣之心以明，《难经本义》，窃取诸此也。是故考之《枢》、《素》以探其原，达之仲景，叔和，以绎其绪，凡诸说之善者，亦旁搜而博致之，缺文断简，则委曲以求之，仍以先儒释经之变例而传疑焉。呜呼！时有先后，理无古今，得其义斯得其理，得其理则作者之心旷百世而不外矣。虽然，斯义也，不敢自谓其已至也，后之君子，见其不逮，改而正之，不亦宜乎。

至正辛丑秋九月己酉朔滑寿序

《难经正义》序

文学玄台马君，名莳，习于医，与余交数年矣。属者本其宗祖世医，而父叔师岩莲峰白峰双泉方泉诸君之训，著《难经正义》八册，请余叙之。余览其大部，亦可谓用意精诣，辨辞明畅，庶几窥古圣贤之风焉。扁鹊者，轩辕时扁鹊也，隐居岩壑，不登于七人之列，而自作《八十一难》。以后秦越人注之。今书称扁鹊、秦越人，以二贤为一名，非也。自春秋以来至于今，无虑千五百岁，始皇焚书之时，《八十一难》安知有全册乎？譬如《尚书》藏壁，尚有古今之殊，而此《难经》出于人间世者，与古异矣。玄台之言曰："《内经》可以经称，而《难经》，则以《内经》为难，其经之一字，正指《内经》之经耳，非越人自名其书为经也。"其旨尚哉！夫支兰奇咳，荣卫顺逆之微，阴阳刚柔节宣之大，其见于六脉者，汉唐宋良有明医，而是非互争、彼此相诋，至于昭代撄宁生传，乃宋文宪景濂公之文，颇似太史迁《仓公传》。玄台以考究之妙心，察前晰后，击蔀廓蒙，于《八十一难》又发其变通之用，而合于越人、仓公，继撄宁之步，亦可敬也。夫太和絪缊，是生黎庶，又生天子以主之，相臣以辅之，而天下平。其有风寒暑湿疹疾以医疗之，针灸汤剂救之，则天下之元气神气达于两间，岂不有济世之功哉。嗟夫！神农尝千药，《素问》论腑脏，至细至密，其端无穷。后之习医者，当以《正义》为引导之师。

万历八年仲春十六日赐进士弟尚宝司司丞承德郎前翰林院编修纂修实录经筵展书官华亭泰岩陈懿德撰

《难经经释》序

《难经》非经也。以《灵》、《素》之微言奥旨，引端未发者，设为问答之语，俾畅厥义也。古人书篇名义，非可苟称。难者，辩论之谓，天下岂有以难名为经者，故知《难经》非经也。自古言医者，皆祖《内经》，而《内经》之学，至汉而分，仓公之诊法，仲景以方胜，华佗以针灸杂法胜，皆不离乎《内经》，而师承各别。逮晋唐以后，则支流愈分，徒讲乎医之术，而不讲乎医之道，则去圣远矣。唯《难经》则悉本《内经》之语，而敷畅其义，圣学之传，惟此为得其宗。然窃有疑焉，其说有即以经为释者，有悖经文而为释者，有颠倒经文以为释者。夫苟如他书之别有师承，则人自立说，源流莫考，即使与古圣之说大悖，亦无从而证其是非，若即本《内经》之文，以释《内经》，则《内经》具在也。以经证经，而是非显然矣。然此书之垂已二千余年，注者不下数十家，皆不敢有异议。其间有大可疑者，且多曲为解释，并他书之是者反疑之，则岂前人皆无识乎，殆非也。盖经学之不讲久矣，惟知溯流以寻源，源不得则中道而止，未尝从源以及流也。故以《难经》视《难经》，则《难经》自无可议；以《内经》之义疏视《难经》，则《难经》正多疵也。余始也，盖尝崇信而佩习之，习之久，而惭疑其或非，更习之久，而信己之必是；非信己也，信夫《难经》，之必不可违乎《内经》也。于是本其发难之情，先为申述《内经》本意，索其条理，随文诠释，既乃别其异同，辨其是否，其间有殊法异义，其说不本于《内经》，而与《内经》相发明者，此则别有师承，又不得执《内经》而议其可否。惟夫遵《内经》之训而诠解，未治者，则摘而证之于经，非以《难经》为可訾也，正所以彰《难经》于天下后世，使知《难经》之为《内经》羽翼，其渊源如是也，因名之为《经释》。《难经》所以释经，今复以经释难。以难释经而经明，以经释难而难明，此则所谓医之道也，而非术也，其曰秦越人著者，始见于《新唐书·艺文志》，盖不可定，然实两汉以前书云。

雍正五年三月既望松陵徐大椿叙

《难经直解》自序

　　《史记》载扁鹊，姓秦氏，名越人，渤海郡，郑人也。受业于长桑君，授秘方，饮以上池之水，能见垣一方人。其后起虢世子之死，诊赵简子之脉，视齐桓侯之疾，真精义入神，非凡流可及。溯《灵》、《素》之源流，演《难经》八十一篇，首取寸口，以明肺之一经，乃脉之要会，一取关部，以分阴阳之界，脉以胃气为本；一取尺内，以明肾为生气之原，乃十二经之根本。三部既明，则脉之大纲已判然矣。其藏府之部位，气血之流行，阴阳升降之义，五行生克之理，四时逆从之论，虚实补泻之分，三焦命门之辨，七冲八会之区，色脉之参应，针法之迎随，奇经八脉，无一不详且尽。后之注《难经》者，不啻十余家，然文繁者，失之过多；词寡者，失之太略，二者皆非初学之津梁。盖《难经》一书，设为问答，其义业已解明，奚烦多赘。但业是术者，恐未及究心《灵》、《素》之奥旨，而经络穴名，多所不晓，况初学乎。兹以滑氏之注，细考各家之说。其中或误，或阙，或错简，或衍文，疑词诸义，悉遵滑氏重加删订，而为《难经直解》。学者诚能熟读本文，细研注义，则知寸至鱼际名曰寸，尺至尺泽名曰尺，经络之阴阳，藏府之表里，井荥输经合，其所出为井，所流为荥，所注为腧，所行为经，所入为合。气血之周于身，始于肺，终于肝，而复会于肺，脉之要会，于此洞然无疑矣。嗟乎！《难经》之秘旨，即《灵》、《素》之阶梯也。

乾隆壬戌岁武林莫熺书

《难经悬解》自序

昔黄帝传《内经》，扁鹊作《难经》，《史·仓公传》所谓黄帝扁鹊之脉书。黄帝脉书即《内经》，扁鹊脉书即《难经》也。妙理风生，疑丛雾散，此真千古解人。其见五脏症结，全恃乎此，不须长桑灵药，上池神水也。而史传载之，此子长不解耳。扁鹊姓秦，名越人，齐渤海人也，家于郑。为医，或在齐，或在赵。在齐号庐医，在赵名扁鹊。过邯郸，闻贵妇人，即为带下医；过洛阳，闻周人爱老人，即为耳目痹医；入咸阳，闻秦人爱小儿，即为小儿医。扁鹊名闻天下，其生虢太子也，天下尽以扁鹊能生死人。扁鹊曰：越人非能生死人也，此自当生者，越人能使之起耳。嗟乎！秦越人不能生死人，何今之人，偏能死生人耶？天下之病孰非当生者，遇越人而生，遇余人而死。越人一人而已，而后世医工，自仲景以来，不知其几千人也，则其当生者，万不一生矣。人无不病，医无不死，遥遥二千年中，死于兵荒刑戮者十之一，死于医药服食者十之九。天地之大德曰生，庸妄之大憝曰杀，天地之善生，不敌庸妄之善杀也，仁人君子能无恸乎！来者悲生灵之毒祸，伤今古之奇冤，未得晏然自已也。丙子五月，《灵枢解》成，岐黄而后，难《灵》、《素》者扁鹊耳。代天地司生者，寥寥无几，代天地司杀者，芸芸不绝，《难经》不可不解也。五月十六日创始，二十二日书竣。扁鹊千古死人也，孰知死人而生死人。扁鹊生不能生死人也，况其死乎？但使自今以往，当生者皆使之起，则扁鹊虽死，而其德大矣。

乾隆二十一年五月丙子黄元御撰

《难经集注》跋

　　先秦医书之存于今者，《素问》、《灵枢》，并为后人窜乱。惟《难经》尚系原本，吴吕广，唐杨元操，宋丁德用、虞庶、杨康候，并有注释。元滑伯仁采诸家之说，而以己意折衷之，为《难经本义》二卷，然所采甚略。惟明王九思等集注，备录诸说，不下一语，深得古人撰述之体。今去明季仅二百载，而诸家之注，亡佚殆尽，独此书以流入日本，佚而复存，若有神物呵护，今为校正刊入丛书，是书存而吕杨丁虞五家之注具存，于以考其异同，而究其得失，亦医家所当尽心者也，首载杨元操序，称《难经》为秦越人作，盖唐以前已有此说，故医家重之。惟其以右肾为命门，以两寸候大小肠，与《内经》不合，遂起后人难端。今按《素问·三部九候论》，以头面诸动脉为上三部，两手动脉为中三部，两足动脉为下三部。而《难经》以寸关尺为三部，浮中沉为九候，则二书诊法，本自不同，不得以彼难此。诸家疑大小肠在下焦，不当候之两寸。不知两手六部，皆非脏腑定位，不过借手太阴一经动脉，以候五脏六腑之有余不足，吴草庐、李濒湖已有定论，即《难经》所言脉位，乃是因五行之气而推。十八难云："金生水，水流下行而不能上，故为下部；木生火，火炎上行而不能下，故为上部；土主中宫，故为中部。"观《灵枢》十二经脉，虽各有起止，各有支别，而实一气贯注，如环无端，故两手六部，亦辗转相生。今谓二肠之气，不得随经而至于两寸，岂其然乎。命门二字，并不见于《内经》。《素问·刺禁论》："七节之旁，中有小心。"杨上善以为肾，马元台以为心包，亦无命门之说。后人谓命门在两肾中间，形如胡桃，此真无稽之谈，而俗医靡然从之。《难经》之意，不过以肾为一身之根本，人身左血右气，血为阴，气为阳，两肾之中，以右肾为尤重，元名之曰命门。自古命门治法，亦惟温补肾阳，而谓两肾外别有命门，岂非欲求胜于古人，而不顾其心之所安者乎。近世周省吾谓不有越人，何从有命门之说，旨哉斯言，如呼寐者而使之觉矣。大率宋元以来，说经者好为臆解，而余波所渐，乃并及于医书。此书所集诸家之注，未必尽是，然尚循文释义，不为新奇可喜之谈。由是以讲求蕴奥，俾古人之意，晦而复明，而妄议古人者，亦得以关其口而夺之气，讵不足重也与！

庚子春仲锡之钱熙祚识

《难经本义增辑》序

　　《难经》继《灵》、《素》而起，为医经之正宗，前人久无异议。至徐灵胎氏乃摘其纰谬甚众，丁履中氏乃移其篇第，托言古本。金山钱锡之又因《脉经》引扁鹊语不见《难经》，引《难经》语不称扁鹊，疑《难经》非越人书也，其言皆新奇可喜，而未察其实也。夫《难经》，非全书也，非因《内经》之难明，而有意诠释之也，古之习于《内经》者，心有所会，撮记旨要，以期无忘焉耳。故有直抒所见，不必出于《内经》者；有竟取经文为问答，绝不参以己说者；察其所言，皆《内经》之精髓，不易之定法，其于大义，已无不赅，而不必如《内经》之详且备也。读《内经》者，必及《难经》，非读《难经》即可废《内经》。后世厌《内经》之繁而难通，但取《难经》而索之，无怪其窒而滋之惑也。即如一难为全书开宗，作者岂肯率尔为之。乃后人攻击，逐句皆疵。夫寸口独取，岂曰三部不参。荣卫相随，讵云昼夜同道，况《难经》之有功于轩岐，而大赉于天下万世也，在于发明命门。犹程子谓孟子之有功于圣门，在发明性善也。而后人即以此为诟病，将亦谓性善之说，不见于《论语》而斥之耶？《内经》三部九候，但言身之上中下，至越人始兼以寸关尺、浮中沉言之，自是寸口诊法，始精而备，万世不能易矣。前有岐伯，后有越人，皆医中之开辟草昧者也。自宋以来，注《难经》者二十余家，滑氏以前多不可见，仅见明王九思所辑。今读其词，多繁拙而少所发明。至滑氏始能晓畅。徐氏虽好索瘢，犹可引人以读《内经》也。张天成氏、丁履中氏肤庸极矣，丁氏尤多臆说。今主滑氏《本义》，其诸家之议可互发者附之，偶参鄙见，

附录一：《难经》各注序跋

则加按以别之。夫岂敢谓能羽翼经旨也，以视夫肤词臆说，横肆诋諆者，当有间矣，请以质之海内之明于斯道者。

光绪十七年岁次辛卯长夏建德周学海澄之记

《难经正义》序

医书之繁，汗牛充栋，然剽袭伪托者多矣，何从而信之哉，亦在慎辨之耳。辨之法有三：考其年以求其世；此后味其词而索其旨之浅深；临其诊以证其言之是非，而真伪无所匿矣。执是以观古今医籍，盖十不失一焉。若世传之《难经》者，杨玄操《序》言渤海秦越人所作，殆难穷考。而仲景《伤寒论》自序在撰用《素问》、《九卷》、《八十一难》云云，其为汉以前书无疑，是即史迁《仓公传》所谓扁鹊之脉书也。而《隋书·经籍志》云：《黄帝八十一难》二卷，与杨氏之序不侔。夫难，问难也；经者，问难《黄帝内经》之义也；云黄帝者，或原于此，越人之作，似属可信。自古言医者，皆祖述《内经》。而《内经》十八卷，西晋乱后，亡失益多。《素问》九卷，梁《七录》隋全元起注本，只存其八，已佚第七一卷，王太仆拉杂《阴阳大论》之文，以补其亡，妄托得自张公秘本，殊不足据。《针经》九卷，唐人搜其残帙，易名《灵枢》，亦非庐山真面。越人去古未远，采摘《内经》精要，意周旨密，虽为华元化烬余之书，经吕广编次，不无衍阙，然医经补逸，独赖此篇，厥功伟矣。惟理趣深远，非浅学得窥堂奥。故诠注者无虑数十家，间见精义，究不能处处实有指归，岂得为后学津筏，读者病之。霖学识庸陋，难探元微，谨考经文，寻其意旨，旁采群籍，资为佐证，质以诸贤之笺释，西土之剖验，以正其义，非敢启幽前秘，嘉惠来兹，唯在讲肄之际，取便翻阅耳。

时光绪二十年正月叶霖

《难经章句》序

甚矣，自六经而外，《难经》亦有今古文之殊也。今文之注，始吴广而渐盛，而古文则传云出自王叔和，其所起之时同，而悠悠忽忽各二千百年，要皆同也。其书之出自越人与否，吾不得知，要为《内经》解说之最古者。习之既久，渐而疑之，乃取其书分别录之，择其尤者列为上卷，其驳杂者次之，其杂录经文不足存者，姑殿于下，各以叙人疾病诊治为次，惟下卷无治法，正其章句，辨其舛谬，并撰用徐大椿及滑寿之说以注之，除下卷十五章，又适得八十一章之数，非故欲袭九九之名也。上卷已瑕瑜互见矣，中卷其《难经》之本色邪，去圣未远，尚且犹然，况后世之著作乎，于是益令人读《内经》而不置也。

己酉三月二十四日孙鼎宜序

《难经笔记》自序

《八十一难》者，医经之枢纽也。《黄帝内经》已阐医学之理，仲景之书，始昭医学之实。而《难经》承《内经》之理，启《伤寒》之实，谈理之处固多，尚实之处亦复不少，体用兼备，华实并茂者也。微《难经》不足以见《内经》之实，微《难经》，不足以得《伤寒》之理。证之七十五难东实西虚，即见《内经》之实；方之四十九难五邪见证，即得《伤寒》之理。六十六难通行三气，束《内经》之归；五十八难伤寒有五，发《伤寒》之始。《灵枢经》、《素问》、《八十一难经》、《伤寒论》、《金匮要略》，其理自属一贯，达其理所以得其实。第《灵枢》、《素问》文法散漫；《伤寒》、《金匮》条目纷繁，恒以难寻端绪，废而不读。惟《八十一难》篇章井然，依类而集。故善学者，必先熟读《难经》，而后上溯《内经》之理，下探仲景之实，由《素问》而《灵枢》，由《伤寒》而《金匮》，按序循阶，登堂入室，医经之理虽深，自不难得其原旨也。取数千年人所畏难之书，快然诵读，尤得其理，固宜读之有次，登高自卑，所谓知其要者，一言而终，不知其要，流散无穷。须知上古医经，确系身心性命之学，非似后世，于意识参悟中，悬拟想当如是之理，理或有之，实不尽然，空为阴阳五行、八卦干支所役使，于祛病修身之道，有何益哉。盖以《难经》一书，为千载之秘录，文词古奥，率以今文解之，鲜能得其万一。所赖汉唐以来，诸家注释，学者乃能有所归。而予质性颇钝，二十余年，勉能得其梗概，每有觉悟，随时援笔记之，今则联缀成篇，用示不忘也。

中华民国五年小阳月任锡庚自序于水泽腹坚室

《难经汇注笺正》自序

吾国医经，《素》、《灵》以外，断推《八十一难》。然今之《素》、《灵》，实皆重编于唐人之手，羼杂脱误，确有可据，而唐前旧本，自宋以后，遂不可得见。惟《难经》则孙吴时吕广已有注解，行世最早，远在今本《素》、《灵》之先，是真医经中之最古者，其理论与《素》、《灵》时有出入，盖当先秦之世，学说昌明，必各有所受之，不可执一以概其余。其发明之最精而最确者，则独取寸口三部之脉，以诊百病虚实生死，视《素问》所谓天地人三部，更握其要，简而能赅，无往不应，宜乎举国宗之，遂为百世不祧之大经大法，斯其开宗明义，超出《素问》之上者。惟别称右肾为命门一说，几欲以肾中水火两事，分道而驰，大乖先天太极氤氲之至理，未免骈枝蛇足，而转以开后人纷纭聚讼之端，斯亦子书自成一家之恒例，揆之正理，固是瑕瑜互见，而要不失为独树一帜体裁，即其余大醇小疵，要亦时有可议者，惟在后学以正法眼善读之，何可遽以为古人咎。相传是书为秦越人所撰，证以《唐志》，固有明征。然《脉经》所引扁鹊诸说，多不在八十一难之中，而所引《难经》之文，又不皆属之于扁鹊，则晋时虽有是书，而尚不以为越人撰述之明证。且班史未著于录，则东汉时亦似尚未行世者，至《隋志》乃始有之，曰《黄帝八十一难》二卷，并不标越人之名（《隋志》双行分注，又曰：梁有《黄帝众难经》一卷，吕博望注，亡。盖其时皆称之为《黄帝难经》，犹《内经》之例耳，亦不言越人）。至《旧唐书·经籍志》，乃曰《黄帝八十一难经》二卷，而注以秦越人撰四字。至宋欧阳氏《新唐书·艺文志》，则径称秦越人《黄帝八十一难经》二卷，是为近世共称越人《难经》之滥觞。要之汉季定本可无疑义，所以唐张守节《史记正义》引证《难经》，已同今本。非如今之《素》、《灵》，俱编成于王启玄一手者，可以同日而语。其注是书者，以寿颐所见，吕博望本，《隋志》虽曰已亡，而明人王九思等集注《八十一难》，首列吕广之名，书中录存吕注不少，且录杨玄操序文，明言吴太医令吕广为之注解。又曰：吕氏未解，今并注释，吕注不尽，因亦伸之。是吕注固未尝亡也（《隋志》注言《黄帝众难经》一卷，吕博望注，亡。未尝以为即是吕广。然博望疑即广之表字，当是一人）。王氏集注本，自吕广外，又有丁德用、杨玄操、虞庶、杨康侯四家。元滑伯仁《难经本义》，引用诸家，又有周与权、王宗正、纪天锡、张元素、袁坤厚、谢缙孙、陈瑞孙七家。其单行者，正统道藏本，有宋人李子埜《句解》。雍正朝，有吴江徐大椿洄溪氏之《难经经释》。后又有四明张世贤之《图注难经》，云间丁覆中之《难经阐注》。光绪中叶，又有皖南建德周学海澄之氏之《增辑难经本义》，诸本至今并存，注家不可谓不多。然考其文义，绎其辞旨，大都望文敷衍，甚少精警，就以彼善于此，当以滑氏之《本义》，徐氏之《经释》，较为条鬯，而余子碌碌，殊不足观。盖伯仁、灵胎皆以文学著名，宜乎言之尚能亲切有味。本校课目，向有《难经》一种，选用成书授课，未能切理餍心。且坊间伯仁《本义》，已不易得，而徐灵胎、周澄之两家，又皆无单行本。爰为汇集各注，释其精切不浮者，摘取入录，而删除其空廓无谓之语，参以拙见所及，为经文疏通而证明之。颜以笺字，遇经文之必不可通者，必直抒己见，不欲转展附会，以盲引盲，则别以正字标之，因名之曰《难经汇注笺正》。所持理论，颇有与本经及各家注语显相歧异者，若以汉唐经疏体例言之，则违背本师，大犯不韪。然处此开明之世，自当阐发真理，冀得实用，何可苟同。况医乃人生需要之学，尤必以确合生理病理为正鹄，则临证时乃有功效。讵能依附古说，姑作违心之论，致蹈于自欺欺人之嫌。须知八十一难本文，盖出于战国秦汉之间，各道其道，必非一时一人之手笔，所以诸条意义，各有主张，是亦诸子书恒有之体例。不必视为圣经贤传，遂谓一字一句不容立异，则是其所当是，而非其所当非，又何害于孔门各言尔志、举尔所知之义。非有意于矫同立异，妄炫新奇，导诸同学以离经背道也。尚祈世有通才，明以教我，匡所不逮，则不独寿颐一人之幸，抑亦举国学子之祷祀而求者已。

时在上元癸亥盂陬之月嘉定张寿颐山雷甫叙

《黄帝八十一难经正本》叙

　　《素》、《灵》、《难经》皆岐黄家言，而实非岐黄所为书之旧也。然以《素》、《灵》与《难经》较，则《难经》为近古。何以言之？班《志·医经》:《黄帝内经》九卷、《外经》九卷，非今所传之《素问》、《灵枢》也。《素问》之名，虽一见于张机《伤寒论集》，再见于皇甫谧《甲乙经·序》，而其撰注，援引成书者，王冰也。王冰之前，有杨上善之《太素》焉；杨之前，有全元起之《训解》焉；全之前，则皇甫谧之《甲乙经》，皆黄帝《内经》之类也。第其篇目不同，文言各异，不知何者为《素》，何者为《灵》，何者为《内经》，何者为《外经》，盖班《志》所载之内、外经，其不传也久矣。今世所传之《素问》、《灵枢》，乃王冰所撰注援引点窜涂改之所成就，去杨、全、皇甫且百年，安可遂定为岐黄之旧哉！韩愈所谓不见全经，各守所见，支离乖隔，不合不公者，非此之谓耶？若《难经》者，史迁《扁鹊传》不举其名，班《志·医经》不详其目，不足当班《志》之《扁鹊内·外经》也，固矣。然《隋志》、《唐志》皆著之于录，有吴太医令吕广《难经》之目，则注为已古矣。揆之先经后注之例，则经为尤古矣。或谓为周秦诸子之作，然乎？否乎？其书不在皇甫《甲乙》后，可断言也。吕注虽今无传本，而诸家搜采摭拾，缕析条分，斑斑具在。经文不别立篇名，但以数目为次，前后井然，纲条不紊。谢、袁诸家，间有脱漏错误之疑，亦只随文笺正，不易一辞，亦不失著作家校雠者之体，是《难经》之不乱不审，原原本本，犹有岐黄真面目存也，岂《素》、《灵》纷纷无定本者所得比拟哉！厥后丁锦、滕万卿之徒，或倡言古本，或自抒新机，颠倒序次，移易前后，犹且注明某难移某，某难脱某，又复编旧目于册，以存其真，则《难经》不惟较古于皇甫、全、杨之书，而岐黄之真面目，且赖以永存，王勃所谓岐伯授之黄帝，黄帝以受伊尹，伊尹授汤，汤授太公，太公授文王，文王授医和，医和授秦越人者，要非无据矣，至可贵也，辑《难经正本》曰《黄帝八十一难经》，从其朔也。又捃摭吕广以来五十余家冠诸简首，曰《难经题名》，以备参稽，此其略也。若究其详，则有余著《难经丛考》、《难经大全》在。

丁丑夏月双流张骥

《难经本义摭遗》后自序

灵应侯《难经》著撰以降，自西晋迄大明，释解于兹，儒医数十家，就中滑撄宁《本义》虽杰出诸注，或甲可而乙否耶。且戴同父、楼全善、虞恒德、汪机、吴草庐、李濒湖、徐春甫、王肯堂之名医等，于他方书之端，往往虽评论之，不过烦文敷衍，未及归一之论。粤天启年中，景岳子注证《素》、《灵》之次，于《难经》之致理，亦发明千古之疑难者也。开卷其道灿然，一读一踊跃，以《类经》为羽翼，将来之医书，及廉考载籍增注于《本义》，这个补其缺而正其讹，辨之取舍，而为十卷，题之曰《本义摭遗》焉。吁，庄周所谓自我观之，仁义之端，是非之涂，樊然淆乱。吾思能知其辩矣，此是异涂之见解欤，如儒然不然，向所谓景岳子者，以岐黄之正论，而黜先医邪说，决是非乎。古谓肄业者，不本《内经》，而信末世昧理之谬论，安能悟其非而造其要妙兮。乌乎！虽知必有阐余之谬而随议其后者，岂不为万分之一助耶？因巨漫讲诵于环堵之室矣。

庆安二稔岁躔己丑清明日洛沨寿阳轩医官法眼贞竹叟玄节题

《医教正意》序①

《难经正意》者，昔年讲习之暇以记焉。他日有余力者，全其书以别欲刻之乎。白驹迅去，玄兔远行，山水涨过，既迨辞世之日，故不顾其略，而直附以系卷末。后来君子补正之者幸甚矣。如是而以谓之《医教正意》者，医道教诫，专以在正其意之谓也。

延宝六年戊午岁冬腊月望日，草刈三越书江武城东滨医讲堂

《难经注疏》序

凡天下之理，特圣人之言为至善。《内经》、《难经》俱圣人之作，而其言咸以为至善而不可疑怪也。其三焦命门俱有名无实之说，胡特为疑怪哉！诸贤或出私意，新立有形之说，是非纷纷者，以为秦越人之作故也。且其狂，癫痫，伤寒有五，及阳虚阴盛，汗之则愈，下之则死；阴虚阳盛，下之则愈，汗之则死之言，疗病之机关，医家之模范也。而终无明说，故欲因此取法，遂不能矣。间有读者，已为文具，但随文解义而已。呜呼！仲景，方之祖也，其书皆自《难经》、《阴阳大论》立方设法，而皆助阳抑阴之意也。又以圣人治未病，不治已病之言，置诸《金匮》之端，开卷第一之义也。请试论之：人感于风寒，有头痛、发热、上逆、呕哕等证，温散之不解，则退而治脾气温胃，则久而自解矣。若只用除邪清热之药，则脾气自然消衰，为难拯之证，然则此言圣人示人者切而邃矣。故我以为叔世无斲膜刳肠之术，则宁不治病，惟无杀人可矣。夫治未病者，保胃阳也；保胃阳者，无杀人之说也。非特治未病之言，知三焦命门而养之亦然；非特知三焦命门而养之，八十一篇无不皆为之而发也。仲景之书，一言一句，亦皆然矣。予有一得，曾作之解。或扣予曰：三焦命门有名无形之说，及其他所得者，愿应得听之乎，而不若与众，冀毕卷注之，施诸天下，则大化忾于宇宙焉。予曰：汝之

① 其中卷四系《难经正意》。

言甚过矣，我恶敢关焉，然因此生终研究经义，则或可得真理乎，遂出《难经注疏》三卷与之。

时延宝己未六月丙丑宜春庵玄医

《难经或问》序

　　昔人有言曰：《难经》者，其理至矣。医不出于《难经》者，皆是庸医也。又曰：《难经》，者，医家之秘录也。故高祖正温见宜堂，深达此经，至更簧，手不释卷。祖父道立吼石翁亦从事于此经，作《难经私考》，俱以医鸣于世矣。余自幼闻此言，十七八之时，读此经而通其文义，窃谓无所难解也。及壮年复取读之，则有指意难通，义理可疑者，然后久读不废，渐而识其意味之深长，初信古人以为医家之秘录矣。呜呼！深哉，妙哉，庸医读之，则有庸愚之《难经》，高医读之，则有高明之《难经》，医门圣哲世世相传之心法，亦曷外于此乎？是故聚诸注阅之，犹有圆柄方凿而不得归一之论，于此同侪门客相与讲习讨论，撰古说之善者，而述《难经或问》二卷，以为老境遗忘之备矣。顷日或欲刻之于梓，频求而不置，故不得已投焉。后之君子，有取愚者一得，而匡其不逮，亦幸甚也矣。

正德元年丁卯阳月朔旦摄江见宜堂后主古林正祯叙

《卢经袞腋》自叙

　　为医之道者，以《内经》、《难经》为宗。医经苟不明，医术何繇施哉！然而其书辞理幽渊，未易窥测。是以历代注释，实繁有徒。如《内经》迨会稽张氏之编类注经，宏才雄辩，群疑冰释，博达旁通，最为详核。惜其际因袭之弊，偏僻之失，往往而在也。至《难经》著，矍括《内经》，其言要，其义密，可谓浑然无外矣。坡翁所谓述者明之，如盘走珠，如珠走盘，无不可者，不虚语矣。至若独取寸口，创立三部，分配藏府六合，后世为医者，靡不赖之为宗，实发《内经》之所未发。圭斋欧阳公谓为医之祖者，亦非诬也。而注之者，倍蓰于《内经》，亦一得一失，醇疵蹐驳，不克罔遗憾。尝闻为宝袭者，必藉众腋之纯，岂啻被服，物皆若斯。今博窃顾当仁不让之义，旁衰诸家，拣取纯粹，缀以成编，间加管见，补其罅漏，命曰《卢经衰腋》，冀全狐于千金，以副卢扁之深仁，亦惟竭我愚而已，智者幸择焉。

正德甲午春加藤宗博与厚于常阳春风洞中

《难经古义》序

　　史称扁鹊饮上池水，洞视垣一方。观夫起虢尸、识赵梦、相桓侯也，尽惟一长桑君之遇哉！若非有探赜于鼎湖，安能中其肯綮。世医崇奉《素》、《难》，犹且疑岐扁之言，遄遄有所支离。以余观之，抑在扁鹊，则支离其词，而不支离其道。要之，不过干城轩岐，羽翼《灵》、《素》，以补其阅，拾其遗焉耳，古之义也。予业轩岐之学，三十年于兹，讲究《难经》，日盛一日。顾其为书，编残简碎，非复扁鹊之旧也。注家因循，滥吹不鲜，具曰予圣，谁知乌之雌雄，亦惟人心如面，谁毁谁誉。夫医之为书也，要须理会，苟能若是，则所谓湔肠浣膜，非特传奇，二竖六淫，何尝申诞；乃至空洞之峻，坦平可蹶，赤水之深，冯焉为涉。隆然而生于数千载之后，而推于数千载之前，极知僭逾，无逃壹是，皆因无所理会。吁嗟！道无古今，视古犹今，则今犹古。苟求其故焉，则上池可饮，垣方可洞，岂惟一长桑君之遇哉！亦岂唯起虢、谶赵、相桓哉！孟轲氏有谓苟求其故，千岁之日至，可坐而致也，果哉，末之难矣。略述端倪，题曰古义。

宝历庚辰春正月望信阳滕万卿识

《黄帝八十一难经疏证》解题后识

　　夫《八十一难经》，古今之为笺释者，亡虑数十家，若吕广、杨玄操、虞庶、丁德用，其书虽亡，而王翰林《集注》，存其全说。滑伯仁《本义》所注，稍为妥适，而周仲立、王诚叔、冯玠、袁淳甫、谢坚白、陈廷芝等解，因其纂录，而得概见一二矣。纪齐卿《集注》，则《本义》所援，殊为仅仅。顷览宋本

《史记·扁仓传》，其附标多载医家之言，中有纪注及张洁古药注数十则。近代徐大椿《经释》，以《内经》之文，议《难经》之失，其言虽似乖雅道，注中浚明诸家未发之义者，亦不为少矣。若此数家，其传于今者，可以为后学之津梁也。其他则佚者居多。至于明熊宗立、张世贤、王文洁辈，不过剽袭《本义》之说，托名于作者之林耳。客岁戊寅，元胤窃读此经，以王氏《集注》为本，识其栏外，以诸家之注，备一时之研查，既为及门之徒，讲于家塾，奈何病目视短，不可快读细书。于是别编成一书，起稿于仲冬至日，至于今春三月念有五日，而始断手，颜曰《八十一难经疏证》，厘为二卷，以还《隋志》之旧，且据草庐吴氏之言，劙以六篇。噫！元胤识庸学楛，虽不能以阐圣言之蕴奥，评古贤之传注矣，谨考经文，寻其指归，旁探群籍，资为证左，质以过庭之所受，对床之所闻，而后反之蔀暗，以竭吾陋，疏可通而阙所疑，必有契于鄙意而止矣。然岂敢谓析理剀切，足以启幽前秘，击蒙后生耶？唯在讲肆之际，取便翻阅也，览者勿以赘述见罪，幸甚。

文政己卯首夏初二日东都丹波元胤识

《难经本义疏》书后

庆应戊辰，东京骚乱，避乱移居于上毛高崎赤阪村。尔后天下一新，分为府藩县。寻有废藩之命，世态转变，职事差闲。然而无隐居行道之识，唯深感穷坚老壮之古语，发愤勉厉。去岁疏《素问》次注，今兹又疏《难经》。是书注家虽多，特以滑氏为主，旁采摭诸家之说，盖以徐半松之辩博，犹称《本义》最有条理，是所以编此疏也。或云王翰林《集注》经学家所遵奉，子何舍彼而取此。愚谓寸锦片绣，玉食珍馐，自非有力者，难兼备而收贮，不若布褐菽粟之切于日用，是所以取此而不取彼也。但耻梼昧之质，既不能建一家之说，又无启发后学之才，是以书中所载，悉系前人所说，鄙见则百中之一耳。观者其谓尝古人糟粕耶？固无所逭责，以谓夜行秉烛，犹胜暗中迷索，则幸甚。

明治五年壬申正月人日山田业广识于中隐舍，时年六十五

附录二：《难经》相关书目

《黄帝八十一难经》二卷。梁有《黄帝众难经》一卷，吕博望注，亡。

——见《隋书》卷三十四《经籍志》

《黄帝八十一难经》一卷　秦越人

——见《唐书》卷四十七《经籍志》

《黄帝八十一难经》二卷　秦越人

——见《新唐书》卷五十九《艺文志》

《难经疏》十三卷　秦越人

——见《宋史》卷二百七《艺文志》

《扁鹊注黄帝八十一难经》二卷

——见《宋史》卷二百七《艺文志》

《难经解义》一卷　宋　庞安时

——见《宋史》卷二百七《艺文志》

《难经解》一卷　宋　庞时安①

——见《宋史》卷二百七《艺文志》

《难经疏义》二卷　宋　王宗正

——见《宋史》卷二百七《艺文志》

《补注难经》二卷　宋　丁德用

——见《秘书省续四库书目》

《难经疏》三十卷　宋　侯自然

——见《秘书省续四库书目》

《注难经》　宋　虞庶

——见《国史经籍志》

《集注难经》五卷（一作三卷）　金　纪天锡

——见倪灿《补辽金元艺文志》

---

① 注：据《宋史》卷四百六十二本传，时安当系安时之误。

《难经附说》　元　吕复

———见钱大昕《补元史艺文志》

《难经图说》　元　吕复

———见光绪三年《鄞县志》卷五十五《艺文》四

《难经本旨》　元　袁坤厚

———见《补元史艺文志》

《难经悬解》二卷　清　黄元御

———见《清史稿》卷一百四十七《艺文志》

《难经说》　元　谢揩绅①

见民国三十六年《江西通志稿》卷三十《艺文略》

《难经释疑》②　元　陈瑞孙

———见光绪三年《鄞县志》卷五十五《艺文》四

《图注难经》八卷　明　张世贤

———见《明史》卷九十八《艺文志》

《难经补注》　明　徐述

———见万历三十三年《武进县志》卷七《方技》

《难经直解》　明　张景皋

———见嘉靖十九年《宁夏县志》卷二《技能》

《难经考误》　明　姚浚

———见光绪二十七年《直隶和州志》卷三十六《艺文》

《难经经释》二卷　清　徐大椿

———见《清史稿》卷一百四十七《艺文志》

《难经注解》四卷　元　李晞范

———见民国三十六年《江西通志稿》卷三十《艺文略》

《难经注》　清　黄百谷

———见光绪二十五年《余姚县志》卷十七《艺文》下

---

① 钱大昕《补元史艺文志》"揩绅"作"揩孙"。

② 《补元史艺文志》"释疑"作"辨疑"。

《难经补注》六卷　清　董懋霖

　　　　——见光绪二十五年《慈豁县志》卷四十八《艺文》三

《难经辨释》　清　丁元启

　　　　　——见嘉庆五年《嘉善县志》卷十七《人物志》五

《难经辨正》　清　胡醴铭

　　　　　——见民国二十年《三台县志》卷九《人物志》

《难经通解》　清　罗中极

　　　——见同治九年《南昌县志》卷二十六《艺文志·书目》

《难经辑注》　清　熊庆笏

　　　　　——见同治十一年《南康县志》卷三十《艺文》

《难经辨微》　清　尹嘉实

　　　　——见同治十二年《雩都县志》卷十六《艺文·经籍》

《难经类疏》　清　葛天民

　　　　　——见嘉庆十五年《扬州府志》卷五十四《艺术》

《难经说约》四卷　清　沈德祖

　　　　　　——见嘉庆十九年《上海县志》卷十八

《难经释》清　王效成

　　　　　——见光绪十七年《盱眙县志稿》卷八《人物》

《难经析疑》清　陈凤佐

　　　　——见同治十二年《如皋县续志》卷九《方技传》

《难经注》　清　陆守弘

　　　　　——见康熙二十六年《常熟县志》卷二十一

《难经解》　清　张镜溪

　　　　　　——见光绪六年《江宁府志》卷九上

《集注难经浅说》　清　李恩蓉

　　　　　——见民国六年《丹徒县志摭余》卷九《方技》

《难经妙略》一卷　清　王乾

　　　　——见光绪三十三年《益都县图志》卷二十五《艺文志》

《难经悬解》　清　孙炎丙

　　　　　——见民国二十五年《平度县志》卷八《人物》

208

《难经释义》　清　丁绍城
　　　　——见民国二十三年《济阳县志》卷十九
《难经析义》　清　汪钰
　　　　——见道光三年《休宁县志》卷十九《人物》
《张氏难经赏析性理篇》　清　朱祝三
　　——见光绪十一年《庐江县志》卷十五《艺文·著作》